潜斋医话 归砚录

清·王士雄 原著

刘更生 林绍志 点校

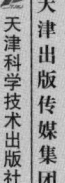

天津出版传媒集团

天津科学技术出版社

图书在版编目（CIP）数据

潜斋医话；归砚录／(清)王士雄原著；刘更生，林绍志点校.
-- 天津：天津科学技术出版社，2003.10（2025.3重印）
（实用中医古籍丛书）
ISBN 978-7-5308-3528-9

Ⅰ.①潜… ②归… Ⅱ.①王… ②刘… ③林… Ⅲ.
①医话－中国－清代 Ⅳ.①R249.49

中国版本图书馆CIP数据核字(2003)第073379号

潜斋医话；归砚录
QIANZHAI YIHUA；GUIYANLU
责任编辑：胡艳杰

出　　版：	天津出版传媒集团 天津科学技术出版社
地　　址：	天津市西康路35号
邮　　编：	300051
电　　话：	(022)23332695
网　　址：	www.tjkjcbs.com.cn
发　　行：	新华书店经销
印　　刷：	北京捷迅佳彩印刷有限公司

开本787×1092　1/32　印张9.625　字数181 000
2025年3月第1版第4次印刷
定价：45.00元

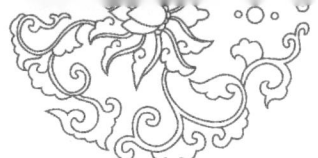

总　目　录

潜斋医话 …………………………………… 001
归砚录 ……………………………………… 093

潜斋医话

清·王士雄　原著

刘更生　林绍志　点校

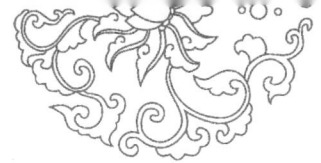

内容提要

《潜斋医话》为清代著名医家王士雄（1808—1868）撰著。士雄字孟英，是继叶桂、薛雪、吴瑭之后温病学派的又一代表人物。除本书外，尚有《温热经纬》《随息居饮食谱》《随息居重订霍乱论》等著作。

《潜斋医话》1卷。前半部分载治疗内、外科杂病为主的简效之方，故本书亦称《潜斋简效方》；后半部分载医论、医话，主要内容为医籍评述及临证诊治等，评议中肯，多有卓见，被赞为"医话中之翘楚"。

本书为医话类著作中的佳品，若与孟英其他医著相互参阅，不仅能加深对其学术思想、学术经验的理解，而且足以拓视野、广见闻，对于学医、研医不无裨益。

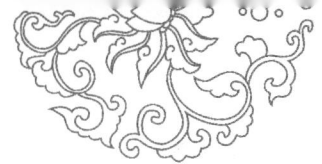

点校说明

王士雄(公元1808—1868),字孟英,晚清著名医家,是继叶桂、薛雪、吴瑭之后温病学派的又一代表人物。撰有《温热经纬》《随息居饮食谱》《随息居重订霍乱论》《潜斋医话》和《归砚录》等著作。

《潜斋医话》1卷。前半部分载治疗内、外科杂病为主的简效之方,故本书亦称《潜斋简效方》;后半部分载医论、医话,主要内容为医籍评述及临证诊治等,评议中肯,多有卓见,被赞为"医话中之翘楚"。

本书为医话类著作中的佳品,若与孟英其他医著相互参阅,不仅能加深对其学术思想、学术经验的理解,而且足以拓视野、广见闻,对于学医、研医不无裨益。现将有关问题说明如下。

一、《潜斋医话》以《中国医学大成》本为底本，以《潜斋医书十四种》集古阁本（简称"集古阁本"）为校本。

二、采用简体横排形式，并加新式标点，对底本内容不加增删。

三、繁体字、古今字、俗字以及因刊刻所致的明显误字径改为规范简化字，不出校记。当时习惯用字，如"磁石"作"慈石"、"英吉利"作"嘆咭唎"等，按现规范用字律齐。前后不一者，亦按现通行写法律齐，如"海蛇""海蜇"，今律齐作"海蜇"。其他改动均出校记说明。

四、因书改横排，原方位词"左"改为"下"，"右"改为"上"。

因水平所限，点校中疏漏谬误之处难免，敬希读者批评指正。

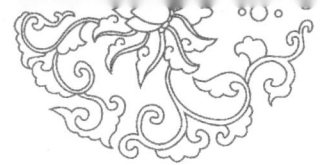

潜斋医话提要

清·王士雄撰。士雄字孟英,杭州海昌人。录简效于前,载医话于后,故一名《潜斋简效方》。梦龄序云:孟英谓一药治病,即古之奇方。盖一病原有一药主治,识之既真,何须多品。第病有可以常理测者,夫妇与知;其不可常理测者,虽圣亦有所不能尽。是以病机隐幻,固非良手不为功,而病情奇怪,有非单方不能治。今道光间,吾杭皇甫心安家有狐能治病,以仙目之。乐怀谷女方襁褓,忽啼不止,拍之则愈啼,解衣视之,背见绣针,微露其绪,而针已全没。多医治之,杂以药敷,肉溃而针终不出。狐令以磁石吸疮口,理极是也,而亦罔效。延至百日,忽卖酒家闻之,曰易耳。第以银杏仁去衣、心,杵烂,菜油浸良久,取油滴疮孔中即出。移时果针透疮口,而针则已弯,盖强拍入之也。乃不为磁石引,而为银杏透,真理之不可测矣。由此推之,一病必有一药主治,洵非虚语,而单方之不可忽也云。其辨《指南》徐批十六条,亦真确实验之谈,诚医话中之翘楚也。

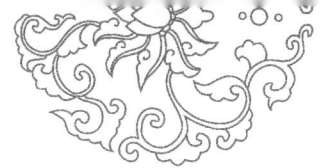

赵　序

古名臣大儒，往往喜录单方，以关生命疾苦，而世之医者，每为卑鄙不足道，何识量之不广哉！王君孟英，谓一药治病，即古之奇方。盖一病原有一药主治，识之既真，何须多品。第病有可以常理测者，夫妇与知；其不可常理测者，虽圣亦有所不能尽。是以病机隐幻，固非良手不为功，而病情奇怪，有非单方不能治。在昔欧公暴痢几绝，乞药于牛医；李防御治嗽拜官，得方于下走。诚医理之难穷，而药之不可以贵贱为优劣也。即今道光间，吾杭皇甫心安家有狐能治病，以仙目之。乐怀谷女方襁褓，忽啼不止，拍之则愈啼，解衣视背，见绣针微露其绪，而针已全没。多医治之，杂以药敷，肉溃而针终不出。狐令以磁石吸疮口，理极是也,而亦罔效。延至百日,忽卖酒家闻之,曰易耳。第以银杏仁去衣、心,杵烂,菜油浸良久,取油滴疮孔中即出。移时果针透疮口,而针则已弯,盖强拍入之也。夫以狐而仙者,岂智有不逮哉?乃不为磁石引,而为银杏透,真理之不可测矣。由此推之,一病必有一药主治,洵非虚语,而单方之不可忽也益信。因出《愿体医话》一册,《愿体集》为康熙时史搢臣先生著,其医话亦皆切于济世,而救五绝诸法,尤较他书详备,向为孟英舅氏俞君珍藏。孟英复以魏柳洲《续名医类案》中按语、单方合而成帙,末附自采简效诸方,付之梓。其成厥舅志,固已足多,而所言一以生民疾苦为心,勿私其艺,抑亦王君识量之不可及也已。

咸丰三年癸丑仲冬杭州赵梦龄

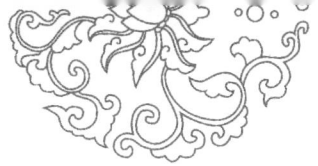

自　　序

士雄学识浅陋，所录《简效方》一卷，皆简易而有效验之方也。然见闻不广，未敢质当世，而张孝子养之、蒋君敬堂、连君书樵，屡引史搢臣先生"施药不如施方"之话相勖，遂不揆谫伫，附梓于史、魏良方之后。惟四方博雅，咸以利济为怀，传播秘方，谅不吝教。如荷匡余未逮，随时皆可续登，跂余望之，虚左以俟。

　　　　　　　　　　癸丑长至日自记

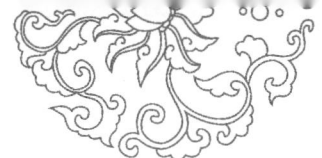

目 录

潜斋医话 ······················· 001
　头风 ························· 001
　面皱 ························· 001
　肺痈 ························· 002
　痰哮 ························· 003
　喉疹 ························· 003
　口鼻病 ······················· 004
　耳目病 ······················· 006
　牙病 ························· 009
　瘰疬 ························· 010
　乳病 ························· 012
　妇女诸病 ····················· 014
　小儿诸病 ····················· 018
　拘挛 ························· 024
　鬼箭 ························· 024

I

魅惑	025
二阴诸病	025
臁疮	030
脚气附缠足方	032
癣	034
癜	034
瘤	035
痣	035
大衄	035
秃疮	036
腋痈	036
多骨疽	037
恶疮	037
移毒法	039
退弩法	039
消管法	039
杀虫法	040
腋气	040
杖丹	041
闪肭	044
瞥目	045

肝胃腹痛············046
截疟膏············047
药酒方············047
灸火论············049
劳病说 附方············050
慎疾法············052
治疫方············053
解鸦片············056
劝医说三则············058
稳婆说············061
救荒法············063
救火策············067

续············068

寡欲说············068
交梨火枣汤············069
成方弊············071
辨《指南》十六条············072
论《续名医类案》············080
《温热经纬》论暑略············081
急暑证治 附方三则············084
夏月伤寒略············087

瘰疬乳岩疔疮秘方 …………………… 088
治流注方 ……………………………… 089
围药二方 ……………………………… 090
刺痧法 ………………………………… 091

潜斋医话

清 杭州 王士雄孟英纂辑
定州 杨照藜素园鉴定
鄞县 曹赤电炳章重校

头　风①

治头风　蓖麻仁、乳香，研涂患处，立愈。

天南星一个，艾五钱，煎汤熏之。

痛久欲失明者，川乌_{去皮}、细辛、防风、蝎梢等分，研细。姜汁调贴患处。若眉目牵引不正，贴太阳穴。

面　皱

面上皱路　大猪蹄四枚，洗净，煮如

---

①头风：原无此标题，据目录加。以下标题均同。

胶，卧时用涂面上，次早以浆水洗去。半月后面皮细洁如童子。

肺痈

肺痈　冬月腌芥菜卤，贮坛封埋土中，年久则清淡如水，略无咸味，饮之甚效。或和淡腐浆服。

蕺草，俗名鱼腥草，水煮，不住口食之，甚效。

金丝荷叶草捣汁，同生白酒数饮，立效。

橘叶捣汁服，吐出脓血即愈。

经霜黄菊叶，绞汁冷服。亦治肠痈。

立秋后择粗大丝瓜藤或南瓜藤，掘起根三四寸，剪断插瓶中，其汁滴贮瓶内，封埋土中，年久愈佳。兼治喉蛾、哮喘。

柘黄，即柘树上蕈厚大而色黄者，用井水磨服，以愈为度。或用鲤鱼重四两者一尾，去肠，勿见水，入贝母末二钱，缝好，童溺半碗浸之，重汤煮至睛出，去鳞骨食之,甚效。

痰　哮

痰哮　浸湿海带四两煎汤,调饴糖服。

淡豆腐浆,每晨饮之。兼治黄疸。

漂淡陈海蜇煎汤,生芦菔捣汁和服。兼治诸痰证。

喉　疹

烂喉时疹　锡类散:象牙屑焙、廉珠各三分,飞青黛六分,梅花冰片三厘,壁钱俗名喜子窠二十个用泥壁上者,勿用木板上者,西牛黄、人手指甲男病用女,女病用男各五厘,共研极细粉,吹患处,虽濒死者可救。兼治乳蛾、牙疳、舌腐等证,甚效。

芦菔菜于初冬摊于屋瓦上,或挂树枝上,任其风吹日晒,雨洗霜凌,直至立春前一日收下,悬挂檐下有风无日之处,陈久愈佳,煎浓汤服。

冬春二季，每晚食生芦菔数片，可以免患喉证。或以橄榄、芦菔常煮汤代茶饮，亦妙。

口鼻病

口舌糜烂　大红蔷薇叶焙燥，研末搽之，冬月用根。

重舌　用不蛀牙皂四五挺，去核炙焦，荆芥穗二钱，共为细末，醋①调涂即消。

舌胀满口　生蒲黄末搽上即愈。

舌衄　以黑蒲黄末糁之。或以辰砂一钱，伏龙肝二钱，鸭子②调服。

舌胀出口　冰片一钱，研敷。

舌出不收　辰砂末敷之。或暗掷碗盏于地，闻声即能惊入。

唇衄不止　栗子一个，连壳烧灰，硫黄等分，研末和敷。

---

① 醋：集古阁本作"米醋"。
② 子：此后集古阁本有"清"字。

烟管戳伤咽喉　以龙眼核去黑皮，焙捣极细，用笔管吹患处，即定疼止血。居家者此药须预备，凡小儿头面磕扑，铜铁戳伤诸患，亦以此敷之，愈后无瘢，仍生毛发。

风寒鼻渊　苍耳子、辛夷花各三钱，煎服。

风热鼻渊　丝瓜藤近根三五寸数株，晒燥，烧存性为末，每一钱，陈酒下。

久吸兰香烟成鼻渊者　白鲞脊骨烧烟熏洗之。

年久鼻渊　烦劳则发者，名曰脑漏，宜琼玉膏、固本丸、六味丸、三才封髓丹之类，久服自效。

诸物塞入鼻中而不能出者　紧掩两耳，紧闭其口，不使通气，以笔管吹其无物鼻孔，则所入之物自出。

诸物吸入肺管而不能出者　无药可治，喘急而死，大概小儿或有此患，然不必惊慌，但捉儿两足使倒悬，则所入之物，一咳即出。

肺风疮　酒磨鹿角尖浓涂，久之自愈。

雀斑　鹿角烧灰，猪油调搽。

白附子生研，卧时以豆腐擦洗后，鸡子清调涂。

鼻衄不止　以本人鼻血纸捻蘸之，右衄者点左眼角，左衄者点右眼角，左右并衄者点两眼角内，立效。或以栀子炭研末，吹入鼻中立愈。

耳目病

耳暴聋　木香研末，酒浸一宿，以酒滴耳中，少顷倒出，三次即愈。

白蒺藜炒，去刺，为末，蜜丸服。

灵磁石如豆大者一块，同穿山甲煅研末，棉裹塞耳中，口含生铁一块，觉耳中如风雨声，即通。

耳衄　龙骨末吹之。

又，炒黑蒲黄，研末吹之。亦敷舌衄。

耳聤　血余一钱,冰片七厘,研匀吹之。

耳烂　灯心、陈皮各一钱,烧灰,加冰片一分,研吹。

头风损目　以大川贝母一粒,白胡椒七粒,共研末,葱白汁丸如柏子大,以膏药盖贴太阳穴,目可重明。

赤眼　黄丹、白蜜调贴太阳穴,止痛如神。

田中洁净柔泥,搓丸揿扁贴两眼皮,一夜两丸,立效。如睡熟,候醒方换。

芙蓉叶末,水和贴太阳穴。

芒硝、荆芥穗泡汤温洗。

黄连为末,鸡子清调匀,左眼贴左足心,右眼贴右足心。

目翳　胡桃肉、兔茈、柿饼等分,捣烊,开水调服。

目星　樟脑、东丹等分,研细,瓷器封贮。左目吹右鼻,棉塞之,隔宿即退。右目仿此。

白蒺藜三钱,水煎,日洗三次,效。

目障　鹅儿不食草、川芎、青黛各等分,为末,搐鼻取嚏。远年者亦效。

望江青,一名天脂麻,一两,羊肝一具,同豆腐煮食。

小儿疳气攻目　鸡肝一具,不落水,竹刀切片,用牡蛎粉八分,飞辰砂少许,拌匀糁入,饭锅上蒸熟食之,如此十次,翳障退净。当时忌食茶汤、油腻。

烟油入目　如将他物洗之,愈洗愈疼,甚至损瞎。须用乱发缓缓揉之,自愈。

天丝入目　头垢点入眼内,即出。

又方,雄鸡冠血滴入眼内,少顷看有红丝,将灯心卷去。或用好墨磨浓涂眼内,看有黑丝,亦用灯心卷去。

白矾水一碗,将舌舔之,有丝入水即愈。或以笔管吹其矾水,泡起溅目,丝亦能出。

尘芒入目　生藕洗捣,棉裹滴汁入目中,即出也。

石灰擦眼　山栀子煎浓汁，不住手洗一二时辰，痛即止。或用活五谷虫淘静，捣摊油纸上，用布扎好，七日不可动，药自落，目无恙。

眼角出血　槐花炒焦，煎服。

损目破睛　牛口涎每日点两次，须要避风，黑睛破者亦瘥。

青盲　用二蚕砂三斗，晒燥，每晨服三四钱，淡盐汤下。

眼堂成漏　凡眼下生疖，出浓流水不干，日久成漏，诸药不效，以柿饼去皮取肉，杵烂涂，旬日愈。

眼癣　用银杏叶泡汤，少加枯矾末，温洗渐愈，奇效。

牙　病

牙疼　经霜西瓜皮烧灰，敷患处牙缝内，立效。

黑山栀、桑叶泡浓汤热漱，不痛乃止。

儿茶贴患处，流出风涎自愈。不可

咽下。

石膏火煨熟八两,白蒺藜去刺四两,为极细末,频擦之,立愈。每日用之,可免此患。

荜茇一钱,川椒五分,石膏三钱,青盐四分,共研细,点患处,立愈。

青盐、硼砂、火硝、樟脑各一钱,研末擦之。

马兰头叶,水沟或水缸内青苔,共杵烂,以棉卷之,左痛塞左耳,右亦然。

牙衄　丝瓜藤炙灰擦之,立止。或用丝瓜络亦可,酒调下。兼治肠红。

草决明煎汤含之,即止。

马兰头杵烂,塞患处,立止。

槐花炒为末,搽之。

瘰疬

瘰疬,俗名疬痹　用天明精五六枝,同鲫鱼煮熟,但饮其汁,数次自愈。

羚羊角烧灰研细,鸡卵清和涂。兼治

癌毒。

猪胆汁，以胭脂边一方渗透，悬风处吹干，剪贴患处。

豆腐泔水一桶，慢熬成膏，频频涂之。

三桑叶晒干，为末，赤砂糖调服数两，自愈。

南星、半夏等分，为末，米醋或鸡子清调敷。

黄柏为末，猪油调涂。

活鲫鱼一尾，生山药如鱼长一段，白糖三钱，杵烂涂之。

土贝母研末，陈米醋调搽。

牛皮胶一两，水熬化，入土贝母末五钱，摊油纸贴之。

佛前旧羊角灯底，焙存性，研末，麻油调搽。

田中蚂蟥杵烂，围之即散。

活蝎一只，麻油一盏，浸三日，取起晒干为末，以鹅毛蘸油搽上。初起者为疬母，每日多搽几次，三五日即愈。

已溃者,用牛皮油靴底烧灰,麻油调敷。

面糊作饼,贴于先溃之处,再用小砂壶二把,俱盛烧酒煎滚,去酒,以热壶口覆于饼上熏之。一壶冷,又易一壶,如此数次,将毒拔尽则愈。熏后用猪胆汁熬成膏贴之。

破烂多年不愈,延及胸胁,臭秽难闻,虽十数载之顽证,可用新石灰一块,滴水化开成粉,以生桐油调匀,干湿得中,先用葱椒汤洗净疮口,涂数日即愈。

牛皮胶四两,牡蛎粉拌炒成珠去粉,土贝母八两,共研末,水法丸如绿豆大,早晚用昆布、海藻各一钱五分煎汤,吞下三钱,不论已破、未破,均效。

乳 病

乳岩　土贝母五钱,煎服,数日可消。已破者,加胡桃膈、银花、连翘各三钱,酒水煎服。溃烂已久者,用雄鼠粪、经霜土楝子不用川楝、露蜂房各三钱，俱煅存性，各取净末和匀，每服三钱，酒下，间二日一服，即止痛收口。

乳癖　白芷、雄鼠粪等分，曝干为末，好酒调服，必多饮取，一醺睡而愈。

活鲫鱼一尾，鲜山药如鱼长者一段，共捣烂敷患处，以纸盖之，立愈。

陈皮炒为末，黑糖调和，开水送三钱，七日而愈。

蒲公英一两，银花二两，酒水各一碗，煎半碗，加酒一小杯服之，一醺可愈。

乳吹　砂仁去壳五分，冬葵子八分，共研末，以蒲公英五钱，栝楼仁三钱，煎汤调服，数日即愈。

穿山甲三片，炒橘红二钱，水煎和酒服，立愈。

甘菊花根叶杵烂，酒酿冲服，渣敷患处，立效。

乳头破烂　龟板炙研末，加冰片研匀，麻油调搽。

宝珠茶花焙研末,麻油调敷。内服治诸血证。

妇女诸病

阴痒　鸡肝或猪肝煮熟,切一长条,插入阴户内,过一夜,次早取出,数次乃愈。

阴肿　羌活、防风煎汤熏洗。

葱白研膏,入乳香末拌匀,敷患处。

阴宽　肥皂子浸去黑皮,用其白肉,加白及、五倍子、蛇床子、石榴皮、甘松、山奈、龙骨,煎浓汤,日日熏洗。宽而冷者,加石硫黄煎。

阴挺　飞矾六两,桃仁一两,五味子、雄黄各五钱,铜绿四钱,末之,炼蜜丸,每重四钱,即以方内雄黄为衣。坐入玉门,即愈。甚者不过二次。

阴疮　陈蚌壳煅,儿茶、轻粉、飞滑石、人中白煅各三钱,枯矾、龙骨煅各一钱,冰片三分,共研,麻油调搽。

阴烂　煅牡蛎、飞滑石各三钱,陈蚌壳煅二钱,人中白煅一钱,龙骨煅钱半,冰片二分,共研末糁之。

房后阴痛　地榆煮酒服。

阴伤出血　五倍子研末糁之,或加血余、黄连、白矾亦妙。或以青布烧灰,血余等分,研敷之。

蛇床子研末,绵裹纳阴中,立效。

小便不通　生白矾末五厘入脐,以一指甲水滴之。

皂角煎汤洗阴户。

淋带淫浊　属于湿热者,淡豆腐浆调六一散服。亦治男子淋浊。属于阴虚火动者,以生鸡子打散,淡豆腐浆冲服。亦治劳嗽咳血。带脉虚而不摄者,海螵蛸粉、鱼鳔煮烂,捣丸梧子大,吞服自愈。

血崩不止　淡腐浆一碗,韭菜汁半碗,和匀空心服。

棉花子童便浸一宿,为末,每一钱,侧柏叶汤下,极效。兼治劳嗽吐血。

调经种子保胎丸　白茯苓二两,白术土炒、条芩酒炒、香附童便炒、延胡醋炒、红花隔纸焙干、益母净叶各一两,真没药三钱,瓦上焙干去油,共研细,蜜丸梧子大。每日七丸,白汤下。汛愆者服之自调,不孕者服之即娠,胎动者服之即安,胎滑者服之自固。若胎动者,每日可服三五次。胎滑者,有孕即宜配合,每日服之勿断,自然无事,亦且易生,但每次七丸为则,不可多服一丸,至嘱。

惯于三月小产,诸药不效者　日以梅梗三五条_{绿萼梅树上者尤良},煎浓汤饮,复饮龙眼汤甚验。

南瓜蒂频煎汤服。

催生　用荷瓣一张,上书一个"人"字,嚼而吞之,立产。

车前子四钱,冬葵子三钱,炒枳壳二钱,白芷一钱,多日不下者,可煎而服之。

六一散催生最妙,兼下死胎,并治热产恶露不行。

胎涩不下　用鲜猪肉三斤,煎清汤,吹去浮油,恣饮即产。

生牛膝一两,酒浸杵烂,以龙眼肉六两煎浓汁,冲牛膝酒内,服之即产。

过月难产　用旧绢筛罗底一个,卷筒烧碗内,白汤下,即产。

盘肠生　以生半夏搐鼻中,肠自收。

横生　以益母草一两,酒煎浓汁,和童便一大盏服。

诸般难产　用陈麦秆,露天者尤妙,一两洗净,剪寸段,煎汤服,极效。产下子肠带出,切勿剪断,致伤母命,以枳壳煎汤熏洗,即收。

胞衣不下　生鸡子清一枚,吞之即下。

鲜荷叶浓煎服良。或用伏龙肝末,醋调纳脐中。

死胎不下　蓖麻仁三粒,巴豆仁四粒,麝香二分,同研成饼,贴产门上交骨,其胎立下。即好胎至足月临盆,久而不下之难产，亦可贴而即产。但勿用之稍早，恐有揠苗之害也。

伏龙肝一两研细，甘草汤调服，冷饮，能解诸般中毒。

产后小便不通　陈皮一两为末，温酒下二钱。

产后晕绝　生半夏末，冷水和丸如豆大，纳鼻中，灌以热童溺，熏以炭醋，立苏。

产后虚弱　豆腐浆一碗，冲入打散生鸡子一枚，再加豆腐皮一张，龙眼肉十四枚，白砂糖一两，同滚透，五更空心服。盖产后失调，往往延成劳损，而贫户医药无资，富家每为药误，特采此方，甘平和缓，补血滋阴，贫富皆宜，允为妙剂。

小儿诸病

小儿初生　以猪胆汁一枚入汤浴，永不生疮。

初生无皮　泥地上卧一宿即生，冬月以白米粉燥扑之，候皮生乃止。

小儿开口不宜太早,须生下一周时,以大黄、黄连、生甘草等分,泡汁饮数匙,然后吃乳。

初生小儿白膜裹舌,或遍舌根　可用指甲刮破令血出,以烧矾末半绿豆许敷之,若不刮破,其儿必哑。

初生小儿两目红肿赤烂不开　以蚯蚓泥杵涂囟门,干则易之,三次必愈。

生南星、生大黄等分为末,醋调涂儿两足心,虽月外亦可用。

初生惊风欲死　朱砂磨新汲水,涂手足心。

初生小儿便秘　一味生大黄泡浓汁饮之。小便不通者,用清明插檐朝南杨柳枝煎汤服。亦治大人溺闭。

游风　伏龙肝为末,鸡子清和涂,干则易之。如治浸淫疮,以猪脂和敷。

胎毒、胎疮　胭脂、胆矾、黄柏、东丹等分研末,菜油调搽。

水边柏①树根白皮晒研,入雄黄末少许,生油调搽。

稀痘法　生黄豆、生绿豆、生白扁豆或黑豆亦可、生甘草、银花等分,常煮汤代茶饮。

橄榄核七个,打碎去仁晒干,研极细末,不可见火,勿沾生水,再用玉蝶梅花二十一朵去蒂,加净白蜜二茶匙,共捣浓,交春分时与食之,永不出痘,即出亦不过三粒。

荍菜俗作甜菜,即葵菜,一名滑菜,一名莙荙,一名女菜,性滑,可浣油腻煮而供蔬食,妙。

小儿能食,即以干柿饭上蒸透,嚼饭饲之,能稀痘,并免痱泻诸疾。

免痘法　净银花一斤,生晒研末,净白蜜丸如龙眼大,日日与儿服之,可不出痘,甚验。

蓖麻仁三十六粒,辰砂一钱,研烂,再入麝香当门子五厘研匀,于端午日午时,

---

① 柏:原作"栢",据集古阁本改。

涂小儿百会穴暨心、背、两腋、曲池、委中、手足心，凡十三处。余在宜黄见越人王望沂少府云，其家用此法，已数世不出痘矣。

凡居穷乡僻壤，值婴儿发痘，不能迎医者，须于微发热时，用手蘸真麻油摩其背脊，下至尻骨，如此数次，其热自退。

痘疹不出，以及闷痘不发，毒胀满者，此系急证，用青蔗浆频服，则痘立起，其寒散解毒之功，胜白鸽、蚯蚓多矣。

疹发不出，头面肿胀，气喘垂危者，用大葱头杵烂，放在大铜盆内，上用木架架之，再以大被单罩盖停当，大人抱定小儿睡在上面，然后将沸汤冲入葱盆内，热气熏蒸，俟稍温，即抱出，切不可露一丝之风，直待汗干即瘥。

闷痧　分开顶门，有红筋、红瘰，挑破即出。

痧疹咽喉肿痛　不拘初起、回后，用苦参三钱，白僵蚕二钱，研细吹入。

痘出眼内　新象牙磨水，滴眼内即退。

儿生母中指上刺血一点，滴入眼内即退。

痘疮溃烂　用青茶叶滚水略泡，摊于草纸上，以绢盖之，卧儿于上，任其辗转即痂。

痘烂生蛆　以柳叶铺而卧之，蛆尽出。

痘毒　泡过茶叶晒干为末，五倍子等分，鸡子清调敷。

又法，生黄豆口中嚼烂涂之，不必留头，数次即消，极效。

痘疔　青蔗渣晒干，真香油点灯烧成灰，以津液调匀，银簪挑破，点之立效。

诸疳　南天竹煎汤频服。

蟑螂去头、足、翅，焙干与食。疳愈则不要食此矣。

使君子肉二钱，雷丸、槟榔各一钱，黑丑头末五分，俱生晒研末，每服三分，以鸡卵一枚打破空头，内药纸封，饭上蒸熟食之，药完病痊。

积滞　海蜇、凫茈常煮食之,兼治大人痰哮,及肝乘胃痛。浸烧酒饮,能消大人胸中痞块。又绍兴青腐乳作下饭,能消疳积,治腹胀身黄。

脐风　钩藤钩、甘草各五分,水煎服。

惊风　人手指甲长寸外者,煎汤服。

开通元宝钱,以水磨服少许,神效。俗读"开元通宝"者非。

按:俗谓惊风者,即火动风生之瘛疭也,金能制木,可息内风。

清朝康熙通宝钱,熙字作正楷,从臣,不仿帖体从臣作者,乃平西藏时熔藏中佛像所铸,故世谓之罗汉钱,铜色如金,俗又呼为金钱。愚民往往私毁,改为首饰,酷似真金,盖其铸佛之时,多杂金宝于铜内也,入药更胜,远驾开通元宝之上。

小儿疟疾不能服药　以黄丹五钱,生矾三钱,胡椒二钱五分,麝香五厘,共研末,好醋调敷男左女右手心,绢包手掌,药热汗出而愈。一方可效三人。未曾食谷之儿,久疟不已,浓煎冰糖汤服,神效。

小儿久泻,身热最危,以炒黑松花一钱,炒红曲二钱,共研,分二服,白糖汤调下。

暑风　取净黄土铺地上,以芭蕉叶为荐,卧儿于上,饮以益元散,鲜竹叶汤调,立效。

小儿体弱,夏月最多此证,切勿误认为惊,妄投峻药。

痫证　俗呼羊癫风,用经霜老茶叶一两,明矾五钱,为细末,水法丸,辰砂为衣。每三钱,开水下,三服痊愈。

又方,用二陈汤加青皮、丹皮、石菖蒲、辰砂为剂,甚效。

拘　挛

手足拘挛　用草本水杨柳,酒煎服。

鬼　箭

鬼箭风　用野苎麻、天南星同捣敷。

魅 惑

狐魅　以珠兰花根捣烂,涂阴上。但此花根有毒,勿入药服,狐沾之即死也。

邪气蛊惑　以鳖甲、苍术烧之,即安。

麝香一二两佩之良。

二阴诸病

便毒　以棉地榆四两,穿山甲二片土炒,白酒三碗,煎一碗,空心服,虽有脓者亦愈。

全蝎、贯众、生矾等分为末,空心调服一钱。

棉地榆四两,生甘草、银花各一两,白芷三钱,皂角刺二钱五分,水二碗,煎减半,空心服。

胡桃二个,连壳杵碎,泽兰、白及、松萝茶各三钱,井水、河水各一碗,煎取四分,和酒服。一剂知,二三剂愈。蒋附治验。

阴囊肿痛　葱白、乳香捣烂涂之。

硼砂一分,水研涂之。

棉子仁煎汤洗之。

万年青根捣汁,热酒冲服。

肾囊风　鸡子黄炒出油,搽之。

阴囊湿肿　紫苏、紫背浮萍各一两,水煎熏洗。

囊疮作烂　六一散四钱,赤石脂二钱,紫苏一钱五分,儿茶一钱,共为末,糁之。

肾囊皮烂　龟板炙存性,研入冰片少许,麻油调涂即愈。

囊痈初起　以独核肥皂数个,用乳香四两装入,外将湿草纸包煅,火须先文后武,以烟尽为度,出火气①研末。每服一钱五分,三服即愈。

疝气　干荷叶蒂二十一个,炒焦,海金砂三分,好酒一碗,煎一滚,乘热服,以醉为度,即愈。

---

① 气:此后集古阁本有"气"字。

鸡子壳烧灰为末,空心温酒下,二服即愈。

牛蒡子根叶捣烂绞汁,和好酒服之,覆被出汗,永不再发。

精滑善遗　牵转白牛法最妙。其法:不拘布帛,做一小兜,将外肾兜起,拴在腰后裤带之上,此病自免。道家谓之张果老倒骑驴。或以刺猬皮焙研,黄酒调,早服。

又,灵雪丹。甘草、薄荷、甘遂、潮脑、苏叶、阳起石各三钱,共研末,碗盛,纸糊口,细锥纸上密刺小孔;另用碟覆碗上,碗边宽余半指,黑豆面固济;沙锅底铺粗砂,加水,坐碗水上,出水一寸,炭火煮五炷香,水耗常添热水,香完,俟水冷取出;入研细麝香少许,人乳浸化蟾酥少许,葱涕、官粉炼蜜为丸,绿豆大,瓷瓶封收。用时以唾津在掌上研半丸,涂玉麈头上,一时麈顶酥麻,便是药力透彻。凡遗泄不止,势在危急者,先炼此丹保固肾精,于日落时研涂,即能秘精一夜不泄,再用汤丸调治。

老年夜多溺溺　晚食糯米糍即效。若溺时玉茎痛而仍频数不赤者,生黄芪一两,甘草二钱煎服。甚者日二服即愈。

下疳　先以大小蓟、地骨皮煎汤洗净,再用黄柏、黄芩、官粉、珍珠、冰片,研细敷之,立效。

橄榄烧存性,白螺蛳壳古泥墙上者,浸去泥,醋煅,各一钱,研末,加冰片一分,研匀,麻油调搽,湿者糁之,须先用甘草花椒汤洗。

鲜小蓟、鲜地骨皮各五两,煎浓汁浸之,极痛者不数日而愈。

鲜豨莶草叶贴之。

黄花蔷薇叶焙研,糁之。

橄榄烧灰,研细末,糁之。

二便不通　皂角末、葱白连须,加麝香二分,蜜少许,杵贴脐下至毛际。再[1]韭地蚯蚓泥捣,和水澄清饮之,尤妙。

---

① 再:此后集古阁本有"以"字。

坐板疮　松香五钱，雄黄一钱五分，研细和匀，以棉纸包裹捻成条，腊月猪脂浸透，点火烧著，取滴下油搽之，立效。

藤黄捣碎，糁在雄猪网油之上，以青布一长条卷紧，线扎，浸菜油内一夜取出，火燃取滴下油，以杯承之，埋土中一宿去火气，涂上即愈。

甘蔗皮烧存性、研，麻油调搽。

臀痈　芙蓉叶_{晒研}、胡椒_{焙研}各二钱，野苎根一两，葱头七个，酒糟两许，共杵烂，加米醋和敷即消。

脱肛　万年青连根煎汤洗，川五倍子末敷之。或先以麻油润之，再用风菱壳煎汤洗之。

鳖头煅存性、研，加冰片糁之，立收。

肠风痔血　棉花子炒黄黑色，去壳为末，陈米浓汁加黑砂糖，丸如梧子大，每晨开水送三钱，服三斤断根。

生豆腐渣，锅内炒燥为末，每服三钱，白砂糖汤下，日三次。远年垂危者亦效。

瓜子壳一味,煎浓汤服,立愈。兼治吐血。

鸦胆子取囫囵仁,每七粒以龙眼肉包之,每服三包,白汤下。重者日三服。忌荤酒,戒鸭肉。兼治休息久痢,极效。

柿饼煅存性、研,再以煮烂柿饼杵和,丸如梧子大,仍以柿饼汤下,久服神效。王道法也。

久泻不瘥 生葱杵烂,入黄丹为丸如豆大,填脐中,外以膏药封之。

陈火腿煅存性、研,锅心饭焦各三钱,炒松花一钱,米糊丸,参汤下。

痢疾肛门肿胀如痔状 冰片研细,乳调搽。或以木鳖子、五倍子共研调敷。

臁　疮

臁疮　白芦菔打烂,贴患处疮口上,一日一换,三日毒血去尽,再用松香一两,杏仁三十粒去皮尖,细黄丹八钱,轻粉五钱,旧羊角灯底火焙为末三钱,共研极细,麻油调搽,一日一换,数日即瘥。

葱盐汤洗净,拭干,马勃粉敷之良。

黄蜡、白蜡、轻粉、韶粉、乳香等分为末,腊月猪板油、麻油各半化匀,调前药摊薄油纸贴之。兼治血风疮之久不结痂者。

先以盐汤淋洗,用帛拭干,后以白糖霜津唾涂敷。

生豆腐渣捏成饼,如疮之大小,先用清茶洗净,绢帛拭干,然后贴上,以帛束之,一日一换,疮渐小,肉渐平而愈。亦可贴脚蛀,但勿落生水。

龟板炙、炉甘石煅各三钱,轻粉二钱,冰片一二分,共研细末;麻油半杯,铜铫内熬滚,入白蜡、黄蜡各二钱熔化,离火将凝,入前药末搅匀,摊油纸贴患处,以葱椒甘草汤洗,一日一换。

鹿角灰、乳香末,研匀,清油调敷。用清凉药不效者宜之。

柿叶烧存性,同川椒研末搽之。

生豆腐渣、柿饼同捣烂,贴患处,以帛

束之，立效。

黄牛矢晒燥煅黑四两，烟胶末一两，共研，少加冰片，香油调搽。蒋附治验。

脚 气 附缠足方

脚气，俗称流火 以大张海蜇皮包之，干则易。

生煤炭研极细，醋调涂之。

朴硝、大黄、寒水石、牙皂为末，鸡子清调敷。

人中黄研细，芭蕉根汁调涂。

芦萉煎汤洗之，仍以芦萉晒干为末，铺袜内。

马前子一个，以粗碗底磨水，用鸡毛扫遍，日扫五七次立效。兼治痔疮。

不论男女，濯足宜频。濯时水中宜加入盐卤一盏，终身用之，可免一切足疾。以卤能去风火湿热垢浊，而润皮肤，舒筋骨，真妙法也。

女子缠足，究不知始自何人。袁简斋

先生谓滥觞于李后主，乃于《续齐谐》中云：其矫揉造作，毒流天下后世，是以永堕泥犁之狱。诚深恶而痛恨之也。然余见北齐刁玉奴《云峰山四疏》，内有"规奴双趾，持之而生怜"之句，则南北朝已有缠足之风。袁又云：俗有火化其父母之骸以为孝者，遂有裹小其女子之足以为慈者。败俗伤风，事同一例。无如相沿成俗，虽我朝之仁政，不能革其陋习，良可叹也！不得已采李濒湖《本草纲目》内闺阁事宜一方于此帙，聊纾玉趾之疼，易效莲钩之式，不致呼号惨切，免其戕贼成劳。惟愿仁人广为传播，用经屡效，洵是神方。桑根白皮四钱，肥皂子浸去黑皮二钱，杏仁一钱，水五碗，新瓶煎至三碗，入朴硝五钱，乳香一钱，封口煎烊，置足于上，先熏后洗，三日十作，十余次后，软若束棉也。束时以罗细生白矾末少加白洋糖糁之，每于洗足汤中入盐卤一杯，不生足疾，且无涩茧之患，皆闺阃中秘方也。

缠足生疮　用甘草汤洗净,以荆芥烧灰研细,葱白汁调搽。

癣

诸癣　龙眼核醋磨涂之。

大黄、藤黄、雄黄、硫黄、姜黄等分为细末,菜油调涂患处。兼治脚上鸡眼。

吃发癣　煅石膏末,糖调涂之,藜芦、龙胆草浸油搽发,或加秋葵花尤妙。

鹅掌癣　豆腐泔水日日频洗。

牛皮癣　桃树根白皮,同胆矾杵烂敷。

癜

紫白癜风　芦菔汁调生矾末三钱,先以布擦损,涂之。

瘤

瘤赘　用甘草煎膏,笔涂瘤之四围,

涂三次。另用芫花、大戟、甘遂等分为末，醋调，别以笔擦瘤上，勿近甘草，次日即缩小。又以甘草膏涂其外晕三次，再搽三末于其中，自然渐焦矣。

血瘤初起　以薄棉花剪如瘤大一块，在鸡子清内浸贴湿之，略干，仍以笔蘸鸡子清润之勿断，四五日即消尽。

痣

血痣溃血，涓涓不绝，诸药不能止用五灵脂为末，糁上即愈。

大衄

九窍及发根出血，不因服毒者，名大衄血，乃极虚欲脱之证。急取泉水一桶，烧酒一斤，扶病人坐定，裸其腿，以烧酒淋之，俾酒从踝下，即滴入水桶内，淋讫，将其腿浸入桶中，其血即止。亟令壮年乳妇以乳哺之。再用辽东红旗海参他处者亦可用，力较小耳一斤，切片焙为末，每三钱调服，日三次。盖海参能生百脉之血,诸补药之所不能及也。

秃疮

秃疮　紫蔗皮煅存性,研末,香油调搽。

旧羊角灯底,瓦上煅存性研,麻油调搽。

鲜蚕豆捣如泥涂之,干即易,三五次自愈。无鲜豆,以干者水泡捣之,亦可。

海螵蛸二两,轻粉一两,松香三两,共研细,油调搽。

腋痛

腋痛、腰疽　用糯米饭乘热入盐块、葱管少许,杵极烂如膏,贴患处即消。

多骨疽

多骨疽　白花芙蓉叶晒干、大黄、五倍

子各一两，藤黄、生矾各三钱，麝香、冰片各三分，共为末，米醋调和厚糊，涂其四围，留中一头如豆大，以醋用鹅翎扫之，若不扫，则无效，一日夜即内消。并治一切痈疖，敷之并效。

恶　疮

一切恶疮无名肿毒　用生豆腐渣于沙锅内焙热，看红肿处大小，量作饼子贴之，冷即易，以愈为度。

独核肥皂、生芋艿各一个，葱白七个，同捣烂敷之，干即易。过一周时，未成者即散，已成者略出脓即愈。

烟管中油，涂之立散。兼治蛊膈，用油纸摊贴。

野苎根捣汁，醇酒和服，渣敷患处，露头，盖被出汗，即出脓水而愈。虽发背对口亦可治。

大芋头生杵烂，敷之。

龙眼核为末，水调涂之。

大黄五钱,木鳖土炒三钱,共研细末,醋调围之。

老菱壳烧存性,油调涂。

白矾末,热水调涂。

腊月炼净猪板油一斤,入白蜡半斤化匀,再下好樟脑四两,搅匀,瓷器收藏,勿令出气。患处先以葱白、花椒、甘草、猪蹄汤洗净,用无灰棉纸摊膏贴之。并治汤火伤及臁疮湿毒久不愈者,神效无比。

泡过茶叶,杵如泥敷之,干则以茶汁润湿抹去,再换五六次即愈。兼治蛇咬及火烧成疮。

脚发背初起　甘草、盐卤煎汤洗即消。

诸疮溃烂不愈　木耳焙干研末、白砂糖等分,用温水调敷缚之,神效。

移 毒 法

移毒法　以藤黄、银朱等分,醋和敷毒之半圈,即移他处出毒。

退 弩 法

弩肉不退　硫黄研细末,敷上即退。再用泡过茶叶五钱,乌梅三个烧存性,共研敷之,即收口。

消 管 法

褪管法　人手指甲炙黄、象牙屑、穿山甲炙黄,各研细,乳香、没药俱炙,朱砂水飞、旧羊角灯底须十年外者,打碎,麸炒,为极细末,各三钱,合匀再研,以黄蜡化和,丸如椒大。初服五丸,次服六丸,逐日加一丸,服至十日;到十一日,每日减一丸,退至五丸,再逐日加一丸,加至十四丸,仍从五丸服起。周而复始。每日空心陈酒下,管渐褪出,褪尽为度。

杀 虫 法

一切痈疽金疮破烂生蛆,诸药不效

者,用海参切片焙燥研敷,蛆皆化黄水流出,再用生肌药收口即愈。

腋　气

韫羺,腋气也,俗名狐臭,又曰肋腥臭,一作体气。用大田螺一个,巴豆仁一粒,胆矾一豆许,麝香少许。先将螺以水养三日,吐去泥土,揭起厣入药于内,用线拴住,放瓷碗内。次日化成水。凡用须五更时,将药水以手自抹其两腋下,不住手抹药,直待腹中欲泻却住手。要拣深远无人到处空地内出大便,黑粪极臭,是其验也,以厚土盖之,勿令人知。如不尽,再抹之,又去大便。次用枯矾一两,蛤粉五钱,樟脑一钱,研细擦之,以去病根。

精猪肉两大片,以甘遂末一两拌之,五更时挟腋下,至天明,以生甘草一两煎汤饮之,良久泻出秽物,须弃野地中,恐气传人也。五次即愈。虚弱者间日为之。

杖 丹

预备夹棍方　用肥皂子水浸透,去外黑皮,用里白肉并仁杵如泥。如明日用事,今晚以此敷之,上至脚臁胫一节,下至脚底板心,并指甲内处处敷匀,不可有一毫空隙处,用油纸包之外用裹脚缠足,其药与皮肉一样,颜色不变,虽遭冤抑,略无妨碍。出来时以黄豆浆温温洗之,其豆浆须预先一日将豆泡烂磨浆候着用,神哉方也。

夹棍伤　一出衙门,即用热童便一盆,将足浸之。如便冷,预烧红砖二块,淬之即热。直浸至童便面上浮起白油,其伤尽出矣,不瘢不痕,再用肥皂捣如泥,鸡卵清和涂伤处,以草纸包,裹脚缚紧,一夜不可动即瘥。

又方,猪油四两,胡椒照人一岁一粒,捣烂敷上扎好,勿洗去,并勿解动,一夜亦瘥。

夹伤骨未碎者,土牛膝捣敷。骨碎者,土鳖虫同活蟹捣敷。

夹桍杖伤,死血郁结,疼痛坏烂,命在顷刻,用麝香一分,冰片三分,乳香、没药各一钱五分,樟脑二钱,轻粉、血竭各三钱,共研极细,后将黄蜡一两,猪板油一两二钱同化,调药成膏,贴患处,昼夜流出恶水,即时苏醒。

杖丹　生豆腐、凤仙花连根叶同杵烂,打出敷上,干则再易,三日痊愈。

桑葚二三斗入瓶内,麻布扎口,放阴处臭烂,过霜后取出,榨去渣,以小瓶收贮清汁,搽上即止痛,二次立瘥。

绿豆粉炒研,以鸡蛋清和涂止痛。

玉簪花手排①熟,贴杖破处即瘥。嫩荷叶贴亦妙。

凤仙花叶杵如泥,涂肿破处,干则易,一夜血散而愈。冬春须预收干者研末,水和涂之。

---

① 排:集古阁本作"搓"。

大黄、滑石、赤石脂等分研细,茶汤洗净,糁之。

如受杖后,以葱头煮汤揩洗,再将松香四两溶化,又将葱一握捣烂,入松香内搅匀,摊一膏药贴患处,外以棉帛掩上扎定,五六日愈。

杖伤出蛆,真麻油浇之。

杖丹长肉　腊月猪油一斤,黄连四两,熬至黄连转焦色,去渣,入白蜡、黄蜡各二两收之,敷患处,帛扎紧自愈。

血竭、白蜡各一钱,朱砂、轻粉各二钱,研粉糁之,二日即平。

杖癣　细茶二钱,轻粉、乳香、象牙末各一钱,水银、木香各五分,麝香少许,为细粉,鸡子、黄蜡、羊油调搽。

闪　肭

诸闪肭,或打伤不出血,但有青紫内伤者　先以葱白杵烂炒熟,将痛处擦遍,随用生大黄研末,姜汁调涂,尽量饮以好酒，虽三月半年者悉效。

闪腰　木香一钱，麝香三分，共研细，右痛吹入左鼻，左痛吹右鼻，令病手上下之。

闪颈肭腰　硼砂研粉，以骨簪蘸唾沾粉点两目，泪出即松，三点痊愈。

挛闪伤筋，结核肿痛，若使成毒，最难治疗。初觉急用火酒顿温，手蘸轻拍患处数百下，随以韭菜杵烂，罨一周时，次日再拍再罨，以瘥为度，极效。初拍觉疼宜忍之，拍久则不疼矣。

臂膊脱骱　生地黄捣如泥，摊纸上，糁以木香末一层，再铺地黄泥一层，贴患处。

瞖目

瞖目重明法　净皮硝六钱，鲜桑根白皮二两，以新砂罐，河水煎透，倾出澄清，温凉洗之，少顷又洗，每月止洗一次，日期列下，每日须自早至晚洗十余遍，且须斋戒清心静养，勿动嗔怒，勿食韭蒜昏神之物，勿犯秽浊，焚香向东洗一年，病深者洗三年，一切目疾皆效。

洗眼日期：

正月初五　二月初二　三月初三　四月初九

五月初五　六月初四　七月初三　八月初十

九月十二　十月十二　十一月初四　十二月初四

闰月照前。按世俗误用桑叶洗眼，甚至损目。方中所用乃桑根白皮，切勿讹传为桑叶也。

肝胃腹痛

肝胃久痛，诸药不效，或腹有癥瘕，此方皆验，名梅花丸。孕妇慎用。

绿萼梅蕊三两　滑石七两　丹皮四两　制香附二两　甘松　蓬莪术各五钱　茯苓三

钱五分　**人参**参须亦可,或用真潞党参　**嫩黄芪**　**砂仁**　**益智仁**各三钱　**远志肉**二钱五分　**山药**　**木香**各一钱五分　**桔梗**一钱　**甘草**七分

凡十六味,共研细末。

炼白蜜十二两,捣丸如龙眼大,白蜡封固。每服一丸,开水调下。此方传自维扬,吾乡沈月枝封翁幕于姑苏时,患心腹久痛,诸药罔瘳,得此而愈,遂照方配合施送,服者多效。今高芝检先生家踵其事,求药者日益广。但用药甚奇,其分两之多寡,亦难测识。谨附录之,以质博雅。

腹痛　红枣二枚,巴豆三粒,同杵烂,裹缚脐上,立止。

截 疟 膏

截疟膏　朱砂、胡椒各一两,研极细无声,瓷瓶密贮。疟久者用暖脐膏一张,挑药末一茶匙于膏药中央,勿令四眼见,对脐紧贴,疟止勿揭,听其自落,神效。孕妇忌之。

药 酒 方

愈风酒　陈海蜇十二两　马料豆　嫩桑枝　松针杵烂，各四两

醇酒七斤，封浸，煮三炷香。

喇嘛酒　治半身不遂，风痹麻木。

胡桃肉　龙眼肉各四两　杞子　首乌　熟地各一两　白术　当归　川芎　牛膝　杜仲　白芍　豨签草　茯苓　丹皮各五钱　砂仁　乌药各二钱五分

以上用绢袋盛之，入瓷瓶内，浸醇酒五斤，隔水炖浓候冷，加滴花烧酒十五斤，封贮七日，可饮矣。

宫方定风酒　补血息风，甚有奇效。余于辛丑年视伊协揆之证得此方。凡患虚风病者，饮之辄愈，且药味平和，衰年者频服，极有裨益而无流弊，真妙方也，但饮贵微醺，不可过恣耳。

天冬　麦冬　生地　熟地　川芎　五加皮　牛膝　秦艽各五钱　川桂枝三钱

绢袋盛之，汾酒二十斤，净白蜜、赤砂糖、陈米醋各一斤，搅匀，浸以瓷坛，豆腐皮封口，压以巨砖，安水锅内蒸三炷香，取起，埋土中七日，可饮矣。

清和酒　不能断饮之人，可用此法，庶几饮而无弊焉。

直生地八两　天冬四两　银花八两　生猪脂一斤　生绿豆一升　耿柿饼一斤，切碎

汾酒二十斤，密封浸之。一月后可饮，久藏不坏。

按：酒性热而火酒尤烈，故浸酒方，忌用辛窜之品以助其虐，而世人往往犯之，殊不合制。惟此四方，用药深有精义，洵为可法。他如神仙、百益、百岁之类，徒有美名，而功不补患，幸勿为其所愚也。

灸火论

灸火先当辨证论。汪省之曰：《素》《难》诸书，皆言阳气陷下者，脉沉迟也。

脉证俱见寒在外者,冬月阴寒大狂①,阳明陷入阴水之中者,并宜灸之。设脉浮者,阳气散于肌表者,皆不宜灸。丹溪亦曰:夏月阳气尽浮于表,今医灼艾多在夏月,宁不犯火逆之戒乎?或者因火而生热胀、发黄、腰痹、咽燥、唾血者,往往有之,尚不知为火逆所致,宁甘心于命运所遭,悲夫!经曰:春夏养阳。以火养阳,安有是理?论而至是,虽愚亦当有知者焉。又《夷坚志》赵三翁云:世人但知灼艾而不知点穴,又不审虚实,徒受楚痛,耗损营液。有冷疾者,使其仰卧,揉艾遍铺腹上,若五、六、七月间,就屋上开穴,取日光照射,自然气透脐腹。如冬春,可用熨斗盛炭火慢熨之。皆以患者鼻闻浓艾气为度,宿疴自去。按:此名天灸,功胜灼焫。药筒火针,亦宜慎用。《仁术志》有论,宜参。

---

① 狂:《针灸问答》卷下作"旺"。

劳病说 附方

劳病之因非一，总缘情志不舒，所谓七情不损，五劳不成者，真至言也。然有药治病，无药移情，故《素问》云：二阳之病发心脾，有不得隐曲，女子不月，其传为风消。其传为息贲者，死不治。盖二阳者，阳明也。阳明为多气多血之经，冲脉隶于此，苟心之隐曲不伸，脾为思虑所困，则郁火内燔，营液暗烁，阳明渐涸，冲脉乃衰。血耗风生，氿愆肌削，势必君相二火升腾，气逆奔迫而死也。俗谓之干血劳，惟室女、尼姑、婢女最多患此。孟子曰：女子生而愿为之有家。诚以饮食男女，人之大欲存焉。奈何为人父母与主人者之不曲体人情也。若能称家有无，不攀富贵，遂其所愿，嫁不失时，何至玉折兰摧，噬脐莫及耶！而富贵之家，逸居无俚，辄以小说演义诸书，为解闷消闲之事，佳人才子，诱掖成劳，尤易易也。婢女虽非我生，尤当曲加怜悯，忍心久锢，决裂堪虞。更有乡愚为人所诳，每将幼女送入空门，拂性违情，惨同桎梏，良可悼也！世人不察，但疑今人元气日薄，故多劳损，不知古今元气不甚相殊，七十古来稀，匪由今日始，而人多劳病，实系乎兹。惟望有觉世牖民之责者，严禁传奇小说，毋许乡民幼年出家，庶可肉白骨于香闺，跻红颜于寿域，洵造无涯之阴德，岂徒有关于风化而已哉！

虚劳欲火　甘梨汁、胡桃肉研各一斤，芽茶五两，怀生地、当归末各六钱，熬至滴水成珠，入鸡子清一枚，贮瓷器内，封口，勿令出气，冷水浸去火毒，每晨服一匙。

慎　疾　法

饥饱劳逸，皆能致疾，而饱、暖二字，尤为酿病之原。故神农氏播谷之余，即收药味；有熊氏垂裳之际，聿著方书；周公赞《易》，于颐卦以慎言语、节饮食二者为养身之切务。古乐府云：晚饭少吃口，活到九十九。放翁诗云：多寿只缘餐饭少。释氏有过午不食之戒。《寓意草》亦极言少食为养脾之妙法。谚有之曰：祸从口出，病从口入。盖肥甘过度，每发痈疽，酒肉充肠，必滋秽浊，熏蒸为火，凝聚成痰，汩没性灵，变生疾病。凡遇时疫流行之际，更为召疾之媒。苟脏腑清虚，素甘淡泊，气机不为浊壅，邪气不能逗留，虽感六淫，易于解散。惟内浊既甚，疫气易招，同类相求，如胶入膝，治之费力，死者恒多，慎疾之人，毋贪口腹。至于劳逸之论，莫详于鲁敬姜。劳力者恒享大年，逸情者常多疾疢，后人无识，改为"饥饱劳役"，不但文理不通，亦且仅知有劳伤之病，而不知有逸欲之病矣。噫！此温补之门所以日开，而炎黄之道所以日晦欤，抑何陋哉！

治 疫 方

辟疫方　以枇杷叶拭去毛，净锅炒

香,锡瓶收贮,泡汤常饮,取其芳香不燥,不为秽浊所侵,能免夏秋一切时病。若别药,恐滋流弊,方名虽美,概弗轻试。而薄滋味,远酒色,尤为先务。外以诸葛行军散搐鼻,可辟尸秽恶气。食井中宜入白矾、雄黄,水缸内以菖蒲根浸之,室内频用大黄焚之。此外皆属异端,不必惑也。

普济解疫丹 治湿温时疫之主方也。《六元正纪》五运分布,春分后交二运火旺,天乃渐热;芒种后交三运土旺,地乃渐湿。湿热之气上腾,烈日之暑下烁,人在气交之中,受其蒸淫,邪由口鼻、皮毛而入,留而不去,乃成温热暑疫之病,则为发热倦怠,胸闷腹胀,肢酸咽肿,斑疹身黄,颐肿口渴,溺赤便秘,吐泻疟痢,淋浊疮疡等证。但看病人舌苔淡白,或厚腻,或干黄者,是暑湿热疫之邪尚在气分,悉以此丹治之,立效。医家临证,亦当准此化裁,自可十全为上。方用:飞滑石十五两,茵陈十一两,淡黄芩十两,石菖蒲六两,贝母、木通各五两，藿香、连翘、射干、薄荷叶、白豆蔻各四两。凡十一味，不可加减，生晒，研细末。每服三钱，开水调下，日二次。或以神曲糊丸如弹子大，开水化服亦可。

神犀丹　专治温热暑疫诸病，邪不即解，耗液伤营，逆传内陷，痉厥昏狂，谵语发斑等证。但看病人舌色干光，或紫绛、或圆硬、或黑苔，皆以此丹救之。若初病即觉神情躁乱，而舌赤口干者，是温暑直入营分，酷热之时，阴虚之体，及新产妇人，最易患此。急须用此，多可挽回。切勿拘泥日数，误投别药以偾事也。兼治痘麻毒重，夹带紫斑，及麻痘后余毒内炽，口糜咽腐，目赤神烦，瘈疭等证。但温暑直入之证，告危甚速，竟有延医不及之憾，况方中犀角镑而煎之，味极难出，磨则需时，缓不及待，亦且价昂，非贫苦人所能猝办。惟望济世为怀，预将此丹配合施送，则患者易于得药，救活必多，贫人亦可重生，岂非阴德！更望存心之药铺，诚合出售，仅取工本，独于此丹不取利，亦不费钱之功德也。方用：乌犀尖磨汁，石菖蒲、黄芩各六两，直生地冷水洗净，浸透，捣绞汁、银花如有鲜者，捣汁用尤良各一斤，粪清、连翘各十两，板蓝根九两，淡豆豉八两，元参七两，紫草、花粉各四两。凡十二味，不可加减，生晒研细，以犀角、地黄汁、粪清和捣为丸，切勿加蜜。银花如有鲜者，亦绞汁和入。如汁少难丸，可将淡豆豉煮烂。如无粪清，可用人中黄四两研入。如无板蓝根，以飞净青黛代之。每丸重三钱，用凉开水调服，小儿用半丸。

玉枢丹 一名解毒万病丹，俗名紫金锭。治诸中毒，诸痈疽，五绝，时疫，喉风，瘴气，水土不服，蛇犬虫伤，尸疰鬼胎，癫狂惊忤，百般恶证。山慈姑去皮洗净焙、川文蛤即五倍子捶破洗刮内桴、千金子净霜各二两，红芽大戟洗焙一两，麝香三钱，各研细和匀，糯米粥为剂，每料分四十粒。

于辰日净室中木臼中杵数百下。再加朱砂、雄黄各五钱,名紫金片,尤良。

解鸦片

鸦片者,云用噶喇吧鸦土所造,故又谓之土。或作阿片、亚片者,音之转也。产自外洋倭国,故曰洋烟,又曰倭烟。彼处名为合甫融。而有乌土、白皮、红皮三种,乌土为上,彼处称为公斑,故有乌烟之名。内有罂粟花之脂浆,芙蓉、葵花云亦可造。台州、福建亦有所产,故有阿芙蓉、葵浆、台浆、建浆等号。京师称曰大烟,所以别于寻常烟草也。温、台人称曰烟酒,言其能如酒之醉人也。俗谓之挒骗烟,不仅谐声也,盖彼外国法禁甚严,无一人敢吸此烟者,专挒卖于中国,而骗银易土,蛊惑愚人。缘此烟吸入,顷刻能遍一身,诸药无其迅速,气主宣升,精神随以上涌,升提日久,根蒂日虚,烟瘾日深,银钱日少,必至倾家废业,绝嗣丧身而后已。五十年来，天下之蒙其害者，人所共闻。王子寿所谓"挟无形之鸩毒，烁九州之膏血；开尾闾之大壑，荡四民之筐箧"者是也，故余目之为妖烟云。其性甚热，最烁阴津，妄人误以为寒，余于《回春录》中曾详辨之。其生土与未经火炼之烟膏，毒性尤烈，服之昏躁气绝，甚至杀人。惟浓煎甘草汁或金汁可以解之。生南瓜捣汁服亦良。同酒服者难救，同醋服者尤不易救。火上炼过者毒较缓，向不吸此者，误服亦能杀人，粳米和水捣绞浓汁可救。吸烟醉者，陈豆酱泡汤解之，酱油泡汤亦可。吸烟成瘾者，用甘草一味熬膏，调入烟中，吸食二三日，即渐不欲吸矣。方简价廉，又不损人，且无后患，极深之瘾，一月可断，但必痛悔坚心，无不神效。并望广为传播，俾海内烟瘾全除，岂非大幸！又凡烟瘾戒断一二年内多食南瓜，永无后患。

劝医说三则

劝医说：黄退庵曰：每见有名医家，不数年间必获厚赀，其间实缘得当而愈人者固多，侥幸而得者亦复不少。宜修合良药以施贫苦，疏财帛以行利人利物之事，则天亦厚其情而锡①其福也。莫谓我道胜人，分应坐享，求田问舍，以传子孙，墓木未拱，已有赀产废弃者，比比也。何如早行善事，以为绵远之计耶！

《曲礼》云：医不三世，不服其药。俗以世业相承为解，实不然也。《橘旁杂著》言：医必父而子、子而孙，如是则其业精，始服其药，若传至曾、玄②，更为名医矣。其间贤者不待言，其不肖者奈何？因其世业而安心服其药，设为所误，生死攸关，虽愚者不为也。况医道通乎仙道，远数十百年，偶出一豪杰之士，聪明好学，贯

---

① 锡：通"赐"。
② 玄：原作"元"，当系因避讳而改，今回改。

微彻幽,然其上世,并非医者,舍是人而必求所谓三世者,有是理乎? 汉儒谓《神农本草》《黄帝素问》《玄①女脉决》为三世医书,医必读之,方为有本之学也。梁芷林中丞云:古之医师,必通于三世之书,一曰《神农本草》,二曰《灵枢针灸》,三曰《素问脉诀》。《脉诀》所以察证,《针灸》所以去疾,《本草》所以辨药,非是三者,不可以言医。注疏甚明。若必云三世相承,然后可服其药,将祖、父二世行医,终无服其药者矣。又沈归愚《叶香岩传》云:先生临没诫其子曰:医可为而不可为,必天资敏悟,又读万卷书,而后可借术以济世,不然鲜有不杀人者,是以药饵为刀刃也。吾死,子孙慎毋轻言医。呜呼! 可谓达且仁矣。噫,今之藉祖父声名而不学无术者,可不鉴哉?

为医者,非博极群书不可。第有学无识,虽博而不知义反约,则书不为我用,我

---

① 玄:原作"元",当系因避讳而改,今回改。

反为书所缚矣。泥古者愚,其与不学无术者相去几何哉?故柯氏有"读书无眼,遂致病人无命"之叹。夫人非书不通,犹人非饭不活也。然食而化,虽少吃亦长精神;食而不化,虽多吃徒增疾病。所以读书要识力,始能有用;吃饭要健运,始能有益。奈毫无识力之人,狃于如菜作齑之语,涉猎一书,即尔悬壶应世,且自夸曰儒理,喻氏所谓业医者愈众,而医学愈荒,医品愈陋。不求道之明,但求道之行,此犹勉强吃饭,纵不停食而即死,亦为善食而形消。黄玉楸比诸"酷吏蝗螟",良不诬也。更有文理全无,止记几个成方,遂传衣钵而世其家业,草菅人命,恬不为羞,尤可鄙矣。语云:用药如用兵。善用兵者,岳忠武以八百人破杨么十万。不善用兵者,赵括以二十万人受坑于长平。噫!是非才、学、识三长兼具之豪杰,断不可以为医也。父兄之为子弟择术者,尚其察诸。

稳 婆 说

稳婆说。按难产自古有之,庄公寤生,载于《左传》,故先生如达,不坼不副,诗人以为异徵。然先生难而后生易,理之常也,晚嫁者尤可必焉。第亦有虽晚嫁而初产不难者;非晚嫁而初产虽易,继产反难者;或频产皆易,间有一次为难者;有一生所产皆易,一生所产皆难者。此或由禀赋之不齐,或由人事之所召,未可以一例论也。谚云:十个孩儿十样生。洵至言也。但得儿身顺下,纵稽时日,不必惊惶,安心静俟可耳。会稽施圃生茂才诞时,其母产十三日而始下,母子皆无恙。世俗不知此理,稍觉不易,先自慌张。近有凶恶稳婆,随身携带凶器,故为恫吓,使人不得不从其策,要取重酬,操刃脔生,索谢去后,产母旋以告殒者有之,从此成病者有之。奈贸贸者不知堕其术中,翻艳称其手法,忍心害理,惨莫惨于此矣。设果胎不能下，自有因证图治诸方，即胎死腹中，亦有可下之药，自古方书，未闻有脔割之刑，加诸投生之婴儿者。惟骡形之女，交骨如环，不能开坼者，俗名锁子骨，能受孕而不能娩，如怀妊，必以产厄亡。此乃异禀，千万人中不得其一二者。如寻常可开之交骨，断无不能产之理也。方书五种不孕之所谓螺者，即"骡"字之讹也。盖驴马交而生骡，纯牝无牡，其交骨如环无端，不交不孕，禀乎纯阴，性极驯良而善走，胜于驴马，然亦马之属也。故《易》曰：坤为马，行地无疆，利牝马之贞。皆取象于此之谓也。人赋此形而不能安其贞，则厄于娩矣。施秋涛室两次难产，一女一子，并遭脔割，闻余说，方疑其室之骡形也。而适有孕，临月产一男，竟无恙，始悟前此受稳婆之愚而噬脐莫及也。

救　荒　法

救荒法。按邱文庄公曰：荒岁之民，

桂薪玉粒,吸水餐霞,牂羊羵首,水静星光。业艺者技无所施,营运者货无所售,典质则富室无财,举货则上户乏力。鱼虾螺蚌,索取已渴;草根木子,掘取又空。面皆饥色,身似鬼形。弃男鬻女,忍割心肠,乞之不足,又顾而他。辗转号呼,曳衰匍匐,气息奄奄,须臾不保。或垂亡于茅舍,或积尸于道途。当此之时,非用方术,难以度过此厄。然救饥辟谷之方,贵乎简易,而荒诞不经之药,流弊反多。兹以平淡而有效验者录之,幸勿哂其谫陋也。

马料豆淘蒸极透晒干,如是三次,九次更妙,为粉;柿饼煮烂去蒂核,与豆等分,捣丸如鸡子大。每服一丸,不用汤水,细嚼以津液咽下,既能耐饥,且又滋补脾肾,更可任吃粥饭,远行携带,亦可代粮。

黄豆七斗,脂麻三斗,淘净即蒸,不可久浸,恐减其力,蒸过即晒,晒干去壳,再蒸再晒,共三次。捣极熟,丸如胡桃大。每服一丸,可三日不饥。此方所费不多,一料可济万人。

糯米一斗掏净,百蒸百晒为末。每食以开水调之。服至一月,可以一年不饥。

脂麻、糯米各三升,红枣肉三斤,焙燥磨末,蜜丸弹子大。每一丸,白汤下,可耐一日饥,久服不饿。

守山粮,有心有力者宜预为制造,以备荒歉。用坚实芦菔_{不拘红白},洗净蒸熟,俟半干捣烂;再以糯米舂白浸透,蒸饭捣如糊,二物等分合杵匀,泥竹壁上待其自干,愈久愈坚,不蛀不烂。如遇荒年,凿下掌大一块,可煮成稀粥一大锅,食之耐饥。或做成土坯式砌墙亦可。

以上诸方,价廉物易,诸无所忌,别无所损,既平淡而又神妙,惟愿仁人广为传播焉。

又周台公曰:兵荒有警,每每开仓赈发,此自是良有司事,而赈之无法,则奸胥作弊,百姓不能沾其实恩。若听其粜买,则豪右冒充穷户,籴归私仓,贫民不能蒙其实惠,此从来积弊也。宜择各坊宽敞寺观,照僧家施粥例,先令本坊穷户预报花名,造成一册,约计人数若干,每日应用米若干,煮为脱粟,听其就食。男女有班,都图有界,越坊觅食者诛,男女混乱者诛,庶几粒粒皆果贫民之腹,官府又无浪费之扰,其稍能自存者,又耻来随众就食,较之听民籴买,滋弊万端,大相悬绝。夫贫民得食,则反侧潜销,而富家豪族,皆可藉手安枕矣。按:道光己酉年,浙省大水奇荒,吾杭绅富捐赀,开设粥厂数十所,仅取半值,贫民赖以存活,闾阎得以安堵。今年春,粤匪滋事,江南失守,吾杭贫民失业,汹汹欲逞,亦赖粥厂以安。此等善举,洵堪垂法于后世也。

台公又曰:兵荒交警,贫富百姓,自宜有无相通,然而不肯捐助分文者,无非欲保其赀财,而与妻子共享富贵也。不知饥寒百姓,死亡切身,甘心应贼,导为摽掠,则洞房曲室,非己所有,贼得焚之;朱提白锱,非己所有,贼得卷之;粉白黛绿,娇妻美妾,非己所有,贼得淫之;牵衣执袂,桂子兰孙,非己所有,贼得戟之;肢体发肤,并非己有,刀俎惟贼,截解惟贼;祖宗邱墓,并非己有,发掘惟贼,剖戮惟贼;皆由不能散财之故耳。余所以苦口劝输①者,正为富贵之家保全性命,岂区区劝有余补不足已哉!按:富贵二字,不易享受,须以学问识见驾驭之,用所不当用,则为败家子;用其所当用,不作守财虏。苟不知此,徒积金钱为子孙计,则多藏厚亡,悔何及耶?

台公药石之言,的是富贵家保全性命之简效良方。

救 火 策

救火要策。凡人烟稠密之地,最虑火患,专恃取水近便,庶易泼救。然亢旱之时,河井干涸,苟非预筹贮水之法,将何以

---

① 输:疑当作"谕"。

杜剥庐之灾？乾隆间，扬州余君观德创设水仓，法美意良，洵善策也。其法：凡人烟稠密，距河稍远之区，买屋基一所，前设门槛，榜曰"水仓"，中为大院，置大缸百十只，满贮以水，严冬虑缸冻裂，每缸内入以粗松柴一根，别用稻杆结为缸盖冒之。复置水桶百十只，水龙数具，外镮以锁。设有火患，开取救灭，极为简易。附录此帙，冀各处仿而行之。吾杭素多水患，虽有官水缸之设，不但缸少，而贮水不多，且无扃闭，居民倾泼土苴，久则缸碎而水无存矣。亟宜效法，是所望也。至《泰西水法》所论水库及作井造器诸法，无不精妙，兹不备载。

续

寡欲说

寡欲说。沈芊绿云：男女居室，虽生人之大伦，为圣王所不能禁，然必行之有节，则阴阳和而孕育易。若淫欲无度，则精伤气馁，神散血枯，由是而潮热，而骨蒸，而枯槁，而羸瘦，而尪怯，变生种种，年寿日促矣。若夫艳冶当前，姣娆在侧，情投意洽，顿起淫心，因而云雨绸缪，真精施泄，虽此身殆毙，有所勿顾。即不然，或蓬婆相对，村丑相临，未免有情，因谐鱼水。甚至三妻四妾，居室缠绵，衾枕言欢，匪朝伊夕。更有捐兹闺阁，恋彼龙阳，有美娈童，心如胶漆，要赀实有其事，确有其人，兴之所到，情之所钟，所谓一旦相依，谁能遣此者。独可异者，既无彼美，终鲜狂且，形不必其相遇,目不必其相接,忽然而心动,忽然而火炽,独居无偶,宛如有女同衾,握手为欢,不啻伊人在御,直身顿足,筋脉都摇,而且火则屏而上炎,精则馨而就下,其为伤损,较之实有其事,确有其人者,为尤甚焉矣。则其精气神有不归于竭者哉?所以婚嫁贵及时也。俞惺斋云:周慎斋谓酒是邪阳,色亦邪阳,邪阳胜则正阳衰,诚至言也。凡人逞欲,藉酒为助,自觉阳强可喜,不知仍靠命门真阳作主,欲既遂而邪阳息,真阳始宁。欲火频起频息,真阳必渐用渐衰。或欲起而勿遂其欲,似与真阳无损,然如灯火本明,而于灯下另添一火以逼之,此火渐旺,则灯火渐灭,理更可悟。凡服壮阳热药,皆同此理。尊生者,总以泊然不起欲火为妙也。

交梨火枣汤

杜劳方,专治骨蒸劳热,羸弱神疲,腰脊酸疼,四肢痿软,遗精吐血,咳逆嗽痰,一切阴虚火动之证,轻者二三料全愈,重者四五料除根。若先天不足之人,不论男女,未病先服,渐可强壮,常服更妙。以其性味中和,久任亦无偏胜之弊,屡收奇效,勿以平淡而忽之。

方用:枇杷叶五十六片,刷去毛,鲜者尤良,咳甚者加多,不咳勿用;红莲子四两,不去心皮;梨二枚,大而味甘者良,去心皮,切片;大枣八两,同煮熟后,去皮;炼白蜜一两,便燥多加,溏泻勿用。先将枇杷叶放沙锅内,甜水煎极透,去渣,以绢沥取清汁,后将果、蜜同拌,入锅铺平,以枇杷叶汁淹之。不咳者但以甜水淹之。盖好,煮半炷香,翻转再煮半炷香,收瓷罐内。每日随意温热,连汁食之。冬月可多制,夏须逐日制小料也。

咳嗽多痰,加真川贝母一两,研极细,起锅时加入,滚一二沸即收。

吐血,加藕节捣汁同煮。

成 方 弊

成方弊。执一定之成方,治万人之活病,厥弊大矣。昔东坡先生误信圣散子,而作《序》流传,后人被其害者,不可胜纪。《续医说》载宏治①癸丑,吴中大疫,邑侯孙磬修合圣散子,遍施街衢,服者十无一生。原孙侯之意本欲活人,殊不知方中有附子、麻黄、良姜、萸、蔻、藿香等药,皆性味燥热,反助火邪,杀人利于刀剑也。奈今人偏信乩土之言,请鸾定方,合药施送,往往亦蹈此弊。孔子曰:好仁不好学。其此之谓乎?故是编于解疫、神犀二方外不多录者,固由疏陋,亦谨慎之意也。盖外治单方,凡效验者,亟当传布,若内证则病异其因,人殊其体,投剂极宜详审,设非王道之方,平和之药,断勿轻信妄传,误人性命。苟广此说以告人,亦仁者之一端也。若夫世俗相沿,如外感之五虎汤,疟

---

① 宏治:即弘治。

疾之柴胡姜枣汤,临盆之催生丹,产后之生化汤,麻疹之西河柳此物性同麻黄,故缪氏每与石膏并用,殊有奇功,若独用则大误也、樱桃核,痘科、外科之桑虫、蜈蚣之类,皆人受其害而习焉未察者。更有饱暖之家,无病服药,如六味丸、八味丸、全鹿丸、归脾、十全及壮阳种子等方,滋弊尤深,不胜缕述,聊引其概,智者慎之。

辨《指南》十六条

徐洄溪所批叶案,颇有可议处,如云肝为刚脏,未知何出?余谓肺禀坚金之性,而体反虚浮,肝禀柔木之性,而体反沉实,故肺养其娇,易遭侵克,肝凭其悍,每肆欺凌,是以肺称娇脏,肝为刚脏。

批青果汁法丸为杜撰。余按:古方丸剂多用蜜,为其味同甘草,有协和诸药之功,不拘何证,似可通融。且质黏易于凝合,遂相习成风,千篇一律。而不知蜜之为言密也,密者秘也,固也。故蜂王出入,滚成球团，酝酿之所，不容人窥，何秘如之？蓄奇香者，以蜜养之而其气不泄。鼎俎家蒸玉面狸与黄雀，必先涂以蜜，虽沸烁而其膏不走，固之道也。且味纯甘而性极缓，故惟峻药欲其缓，脾药欲其守者，始为合法。否则欲补下者有恋中之弊，欲运中者有钝腻之偏，欲宣经隧者嫌固，欲开沉锢者嫌秘，自当各因其用而随时制宜也。青果即橄榄，色青而味酸微甘，用于此证，则清胆息风，蠲痰充液，莫云杜撰，深有巧思，触类而通，慎毋泥古。

批阴伤及阳为古无此语。余曰：即下损及中之谓耳。

批肝阳吸其肾阴为无此病证。余谓肝阳炽而暗吸肾阴，犹之乎灯炷大则膏易竭，子盗母气，理所必然。患此者多，可云无此病证也？

批海参、淡菜为开后人乱道之弊。余谓海参肖男阳，功并苁蓉；淡菜类女阴，性同乌鲗。古方虽未采用，而鲍鱼、雀卵，

《素问》已作滥觞，但气味腥咸，非胃所喜，况究为食品，宜充虚人之馔，入药力甚缓，而海参更有酿痰滑利之弊，中虚少运者勿食也。

批下损过中难治，为非越人语。余按：此即《难经》论至脉从下上之谓也，虽语不如是，而义则同。

批王先生即晋三。余谓殊无的据。又按晋三著《古方选注》于雍正九年，叶氏暨其高弟陆禹川、吴正功为之校雠，而香岩没于乾隆十年。或谓叶氏曾从晋三学，则洄溪何以不言，而《选注》中亦无门人之称？合诸书观之，则晋三于叶氏为前辈耳，非师生也。

批噫即呃逆，病者最忌；嗳为饱食气，非病也，何可并为一证。余按：噫，於其切，音医，痛伤之声；又於介切，饱食息也。《庄子》大块噫气，俗作嗳，编书者以噫、嗳名篇，于义实赘。昧者读噫为如字，固不足论。徐氏误作二证，殊失考也。况噫有不因饱食而作者,亦病也,仲圣立旋复代赭汤治病后噫气。徐氏误噫为哕,谓即呃逆。盖此汤原可推广而用,凡呕吐呃逆之属中虚寒饮为病者,皆可治也。余尝以治噫气频年者数人,投之辄愈,益见徐氏之仅泥为饱食气者为未当也。

批肺痹门所列喘咳诸病,谓非经义。余按:《内经》以秋遇此者为皮痹,皮痹不已,复感于邪,内舍于肺。所谓痹者,各以其时重感于风寒湿之气也。又云:肺痹者,烦满喘而呕。盖痹音秘,闭塞不通之谓也。外感之邪初著于皮毛,渐舍于肺,则治节不行而为烦满喘呕也。虽《经》言风寒湿三气杂至,合而为痹,而暑燥二气亦何尝不侵肺而为痹乎?所以病机之诸气膹郁、诸痿喘呕,喻氏谓即《生气通天论》秋伤于燥之注脚,则喘咳气逆之隶于肺痹,亦不为谬。惟前列肠痹门,乃便闭之治从开上者。考之经文,肠痹者,数饮而出不得,中气喘争,时发飧泄。注谓肠痹者，兼大小肠而言。肠间病痹，则下焦之气不化，故虽数饮而水不得出，水不出则本末俱病，故与中气喘争。盖其清浊不分，故时发飧泄。然则肠痹者，乃小溲不通而大便滑泄，上兼喘渴之病也。编书者以肠痹与大便闭同类，殊乖经旨。

批呃门谓仲景治此以旋复代赭汤为主方。余按：病深者，其声哕，《说文》：哕，气牾也。《玉篇》：逆气也。即俗云呃忒也。洄溪误以为噫，智者之一失也。又谓病者所最忌，是但知下虚冲逆吸气不入之呃矣。然实证亦有之，痰阻清阳者宜开，胃火上冲者宜清，肝气怫郁者宜疏，府气秘塞者宜通。即平人亦有偶患者，但啜热饮，或取嚏即愈，岂可专借重一旋复代赭汤哉？

批此编独阙伤寒一门。余按：香岩有评点《陶氏全生集》一书，尝引其大父紫帆先生暨乃翁阳生先生、令兄又凡先生诸议论，则其家学渊源，于《伤寒论》《金匮要略》二书，必深讨究，所以仲圣诸方，咸能随证化裁。第伤寒者，外感之总称也。惟其明乎伤寒之理，始能达乎伤寒之变。变者何？温也，热也，暑也，湿也，四者在《难经》皆谓之伤寒。仲圣因之而著论，而治法悬殊。后人不解，遂将四时之感，一以麻黄、桂枝等法施之，自诩恪遵圣法，其如与病刺谬何？间有一二明哲，识为温证，奈为"伤寒"二字束缚，左枝右梧，不能别开生面。独叶氏悟超象外，善体病情，世之所谓伤寒，大率皆为温热，一扫从前锢习，如拨云雾而见青天。从刘氏之三焦，分浅深于营卫，当变而变，其相传者心也；当变而不变，其拘守者迹也。然则善学仲圣者，莫如香岩矣。

批龙荟通便不如脾约丸。余谓芦荟入煎剂，固非所宜，若龙荟丸大泄风阳，直折肝胆二经逆升之火，颇有妙用，与脾约证大有分别，何可相提并论耶？

批省头草为兰乃叶氏之臆说。余按：

兰为何兰,古无所考,寇宗奭、朱丹溪皆以为山兰,李东璧引众说以讥之,而据方虚谷之说,谓是省头草。后此修本草者,服其淹博,无不遵之。虽刘氏《述》、卢氏《乘雅》、倪氏《汇言》,皆称善本,亦无异议。惟汪䚟庵颇疑町畦贱品,不副雅名。洄溪之论,谅亦本此,岂可谓为香岩之臆见乎?道光间,武进邹润安《本经续疏》,始辨定为山兰叶。余谓山兰叶以清逸胜,功并竹茹。省头草以猛烈胜,略同草蔻。临证施用,各有所宜也。

批疟门不以小柴胡为主方,是背仲圣。余谓疟不离乎少阳,小柴胡汤是专方,今古相传,谁不知之。然此但论风寒之正疟也。若温热暑湿之邪,虽已化疟,总当以感证之法治之,邵新甫言之详矣。设拘守其迹,不知变通,而执死法以限生人,恶足以言医耶?

批热入血室不用柴胡汤,为视之如仇云云。余谓温热病热入血室,不与伤寒同例,《女科辑要》内尧封治验可证。徐氏之论虚劳也,力辨建中汤不可轻试,盖诚知古今病证之有同异矣,岂亦视之如仇,专与相背,抑曾误用抱疢,而畏之如虎乎?

《友渔斋医话》云:香岩论温暑虽宗河间,而用方工细,可谓青出于蓝。但欲读其书者,须先将仲景以下诸家之说用过功夫,然后探究叶氏方意所从来,庶不为无根之萍也。《古今医案》云:《指南》全部,亦仅数年之医案,岂足概叶氏之一生。自刊行以来,沾溉后学,被其惠者良多,而枵腹之辈,又藉此书易于剿袭,每遇一证,即钞其词句之精华,及药方之纤巧而平稳者,录以应酬,竟可悬壶。无论大部医书,畏如望洋,即小部医书,亦束之高阁,惟奉《指南》,乐其简便,而不知学之日益浅陋也。嗟乎!岂《指南》误人耶?抑人误《指南》耶?

论《续名医类案》

魏氏《续类案》,《提要》病其芜杂潦草,如脚门载张文定患脚疾,道人与绿豆两粒而愈一条,谓断非常食之绿豆。余按:此特绿豆下脱一"大"字耳。盖言得药如绿豆大两粒,与虫门浦南人一案正相似也。然究不知其为何药。如肿胀门邱汝诚案,目门周汉卿案之类,共有十余条,皆不必选者。至于语怪,不止"接首回生"也,如邪祟门金剑峰子、蔡石户、章安镇诸案,及元载挑魔、蓬头驱劳虫之类,皆可从删。重出之案,亦有十余条,且有自注未选入而仍编入者。其脱简舛讹,尤难仆数。而附载己案,多不注明,直至三十六卷产后癫狂条,始标姓字。况卷首无序无目,显为草创之初稿,而未经删定之书也。余悉点出,并为补目,杨素园大令意欲付梓,而为时事所阻,爰附其略于此,以俟大雅教我。

《温热经纬》论暑略

余纂《温热经纬》一书，详辨温热、暑湿之异于正伤寒。因古人但以寒为肃杀之气，而于暑热甚略也。然严寒易御，酷暑难消，热地如炉，伤人最速。按徐后山《柳崖外编》云：乾隆甲子五六月间，都城大暑，冰至五百文一斤，热死者无算，九门出榇，日至千余。又余师愚《疫疹一得》云：乾隆戊子、丙午、壬子、癸丑等年，暑疫流行，率用大剂石膏，救全不少。纪文达公云：乾隆癸丑，京师大疫，以景岳法治者多死，以又可法治者亦不验。冯星实姬人呼吸将绝，桐城医士投大剂石膏药，应手而痊，踵其法者，活人无算。盖即师愚也。道光间，毗陵庄制亭重刻其书，余已采入《经纬》。而卷帙稍繁，未能授梓，且辨证处方，非精于医者不可。今附暑疫大略于通俗方书，庶世人咸知暑患之烈，而医家治疫亦勿徒守又可之法为至当也。若王予中太史《白田集》内谓承气、白虎，孰非为即病之伤寒设，岂可以治暑？噫！太史虽深究于理学，殆未深究于医学乎？至《石膏辨》云：目击受石膏之害者甚多，深以缪仲淳、袁体庵为不可法。是亦书生之见也。夫停食不消，因而致死者多矣，岂可归罪于五谷？以为神农、后稷作俑，而令天下之人辟谷耶？况物性中和，莫如谷矣，而霍乱痧胀，一口米汤下咽，即难救治。故一病有一病之宜忌，不可舍病而但以药之纯驳为良毒也。补偏救弊，随时而中，贵于医者之识病耳。先议病，后议药，中病即是良药。况石膏无毒，甘淡而寒，善解暑火燥热无形之气，凡大热、大渴、大汗之证，不能舍此以图功。若兼胸闷腹胀者，须加辛通开泄之品以佐之。第读书以明理，明理以致用，苟食而不化，则粗庸偏谬，贻害无穷，非独石膏为然矣。搢绅先生博览之余，往往涉猎岐黄家言，或笔之于书，或参赞戚友之病，世人因信其知儒，遂并信其知医。孰知纸上谈兵，误人不浅，吕晚村是其尤者也，安得如徐洄溪者一一而砭之哉！

又按：《内经》云，在天为热，在地为火，其性为暑。又云，岁火太过，炎暑流行。盖暑为日气，其字从日，曰炎暑，曰酷暑，皆指烈日之气而言也。夏至后有小暑、大暑，冬至后有小寒、大寒，是暑即热也，寒即冷也，故寒字从冫。冫为水气，阴阳对待，乃天地间显明易知之事，并无深微难测之理，而从来歧说偏多，误人不浅。更有调停其说者，强以动静分之。夫动静惟人，岂能使天上之暑气随人而判别乎？又有妄合湿热二气为暑者，则亢旱之年，河井皆涸，禾苗枯槁，湿气全无，可以谓之非暑耶？况湿无定位，分旺四季，暑与湿，固易兼感，而风湿、寒湿，无不可兼。若云湿与热合，始名为暑，然则合于风、合于寒，又将何名乎？且二气兼感者多矣，如风与寒最易合，而仲圣严分桂枝、麻黄之异治,岂暑与湿而可不为分别哉?故治暑者须知暑为火热之邪,然必审其有无兼湿,而随证用药,庶不误人。

急暑证治 附方三则

急暑证,中暑昏迷,病名暑厥,多在亢旱酷热之时,因吸受暑毒,直入心包营分耳。盖暑为火邪,心为火脏,同气相求,不比别邪必由他经传入也,故告危极速,往往不及延医诊治。世人但知为痧,夫痧者,即客邪骤入,阻塞其气血流行之道也。阻塞经气、腑气者为浅,阻塞脏气者为深。惟暑为阳邪,直犯神明之脏,杀人最烈,而诸般治痧丹丸,类多燥烈之药皆治贪凉饮冷过度,而寒湿为病者之方也,设误服之,如火益热,以致死后浑身青紫,或发斑,或口鼻流血凡小儿、产妇患此者,俗者误作惊风治之,无不枉死,闻之惨然。今将救治方法,备录于此。惟药品珍贵,购觅匪易,若好善之家,依方预为修合,则病者易于得药,贫人亦可重生,功莫大焉。外则用银针刺病人曲池_{臂湾}、委中_{膝湾},挤去毒血,再将其口撑开,看舌底有黑筋三股,男左女右,以竹箸嵌瓷锋刺出恶血一点 更将其发解散细看,如有赤发,急拔去之;再看其背上,如有长毛数茎,必尽拔之。宜卧清凉之地,忌饮姜汤、米汤及一切热汤。若其舌苔或黄或白者,急以行军散或红灵丹灌之,立苏。如舌色紫绛或苔者,暑毒更重也,急以紫雪灌之;灌后不甚爽慧者,营分暑热未清也,再灌之,或以神犀丹继之亦可。口渴用生藕汁及清童便饮之,或以竹叶、绿豆等汤凉饮。

行军散　治暑热直中,头目眩晕,昏不知人,心腹痞满,绞肠痧胀,及山岚障疠,道途秽恶,一切不正之气,凉水调服三五分。兼治口疮喉痛,并点治眼目风热翳障,搐鼻能辟疫疠之邪。

西牛黄　麝香当门子　真珠　梅花冰片　硼砂_{各一钱}　明雄黄_{水飞,八钱}　火硝三分　飞真金二十页

各药另碾,俱令极细如粉,再合研和匀,瓷瓶密贮,以蜡封之。

绛雪一名八宝红灵丹　治证如前。

辰砂水飞　马牙硝各一两　明雄黄水飞　硼砂各六钱　煅礞石四钱　梅花冰片　麝香当门子各三钱　飞真金五十页

上药择吉日，于净室中各研极细末，瓷瓶收贮，熔蜡封口，勿使泄气。每服一分，凉开水灌下，小儿减半。

紫雪　治暑火温热、瘴疫、毒疠诸邪，直犯心经猝死，及温疟烦热发斑，狂易叫走，五尸五疰，痧胀秽毒，心腹疼痛，急黄蛊毒，鬼魅惊痫，麻痘火闭，口舌生疮，一切邪火毒火，穿经入脏，蕴伏深沉，无药可治之证。

黄金百两　寒水石　磁石　石膏　滑石各三斤

以上并捣碎，用水一斛，煮至四斗，去滓，入下药：

羚羊角屑　犀角屑　青木香　沉香各五斤　丁香一两，洄溪云可用二两　元参　升麻各一斤　炙甘草八两

以上入前药汁中再煮,取一斗五升,去渣,入下药:

朴硝十斤　消石四斤,洄溪云二硝宜用十分之一

二味入前药汁中,微火上煎,柳木篦搅不住手,候有七升,投在木盆中半日,欲凝,入下药:

麝香当门子一两二钱五分　朱砂三两

二味入前药中,搅调令匀,瓷器收藏,药成霜雪紫色,须密贮勿令泄气。每服一钱,小儿减半,新汲水调灌。徐洄溪云:方中黄金如用飞金万页研入尤妙。

以上三方,药甚珍贵,初不敢选入《简效》,然暑邪直犯心包,非此芳香逐秽、清热通窍之方,不能奏绩,且非处处可买、人人能购之药,特详载之,以便心存利济者之易于修合也。

夏月伤寒略

夏月伤寒者,因畏热而浴冷卧风,或

冰瓜过啖所致也,乃暑月之阴湿证,非病暑也。轻者香薷、正气、平胃、五苓等药,重者大顺、冷香等方。譬如避火而溺于水,拯者但可云出之于水,不可云出之于阴火也。昔罗谦甫治商参政与完颜小将军二案,俱用热药,俱不名曰暑病。又吴球治暑月远行人案,直曰中寒三案皆载《名医类案》。盖恐后世误以热药治暑,故特举病因以称之,可谓名正言顺矣。昧者尤不深究,妄立阴暑之名,眩惑后人。若谓夏月伤寒为阴暑,则冬月之红炉暖阁、羔酒狐裘而患火证者,将谓之阳寒矣。夫寒暑者,乃天地一定之阴阳,不容淆混。惟司命之士,须知隆冬有热病,盛夏有寒病,用药皆当谛审其脉证,庶无倒行逆施之害也。

瘰疬乳岩疔疮秘方

杨素园大令云:瘰疬、乳岩二证,最称难治,余购得一秘方,屡经试验,付潜斋刊以传世。方用：

丹雄鸡全骨一副_{生取} 千里奔_{即驴马骡修下蹄甲也，五钱} 紫降香五两 当归 生甘草_{各一钱} 槐树皮三十寸

上六味，以鸡骨入麻油锅内，微火煎枯，入后药，亦用微火煎枯，去渣，二油一丹收成膏，浸冷水中，拔去火气。不论已破未破，量大小贴之，以愈为度。

又一治面疔方甚简效：活鲫鱼一尾杵烂，入研细辰砂拌匀围之，火即渐散，渐微渐小，其疔自拔，百试百中。

治流注方

徐洄溪云：流注乃寒痰为风邪所引，窜入经络为毒也。余治多人，悉以大活络丹愈之，舍此别无对证之方矣。按：大活络丹即俗称再造丸者是也。其但用二乌、乳、没、胆星、地龙六味者，名小活络丹，毒烈异常，慎勿误用，切记切记！

围 药 二 方

吕慎庵云：洄溪以外科独擅，凡毒初起，欲其不大，故首重围药，而方秘不传。余访求既久，得其最珍重者二方。一曰束毒围，用：

玉精炭即蜒蚰煅存性　生大黄各四两　五倍子　白及各三两　生半夏　白蔹各二两　百草霜　矾红各一两　生南星　陈小粉炒　草乌各一两　熊胆一钱

共研末，以广胶化烊、鲜芙蓉叶绞汁、醋，量和捣成锭。治热毒痈疡发于阳分，盘硬外疼，色红蔓肿者，醋磨浓涂四周，空头。

一曰疔围，专治疔疮初起，根脚不收，坚硬发麻，用：

生南星　生半夏　五倍子　磁石煅　陈小粉炒,各一两　明矾　生军各二两　东丹六钱　铁锈　瓷粉各五钱　雄黄　蟾酥焙,各四钱　熊胆二钱　白梅肉一两四钱共研为末，猪胆汁打锭。

刺痧法

吾乡管荣棠，乐善人也，好施药。尝曰痧邪深入血分，必用刺法以泄其热而通其络。曩过桐乡，八十老人张德祥者，善治痧，数十年来生死决其针下，百不失一。凡针入而肌肉凝闭者，必不得生。然其所刺部位，不仅《玉衡》书所言之十处，惜世罕知，嘱余录入《医话》，以便穷乡僻壤皆得按证而施救疗也。凡痧证头晕者刺素髎穴在鼻柱上端准头，针入一寸。头痛者刺风府穴在项后入发际一寸大筋内宛宛中，针入一寸。偏痛者刺风池穴在耳后颞颥后，脑空下发际陷中，针入一寸。腹痛而吐者刺上脘穴在脐上五寸，针入一寸。腹痛而泻者刺下脘穴在脐上二寸，针入一寸。腹痛而欲吐不吐，欲泻不泻者，刺中脘穴在脐上四寸，针入一寸即愈。以上三穴，用手极力提起其皮而刺。以上诸穴，并不出血。手瘛者刺商阳穴在手次中内侧，去爪甲如韭叶，出血立已。足吊者刺厉兑穴在足次趾之端,去爪甲如韭叶,出血而已、**刺承筋**穴在胫后足跟上七寸,出血立已、**刺承山**穴在腿肚下分肉间,出血立已。然此穴非精明者不易取,宜慎刺。**牙关紧闭者刺人迎**穴在结喉两旁一寸五分,大脉动应手处,刺之立开。

归 砚 录

清·王士雄　原著

刘更生　林绍志　点校

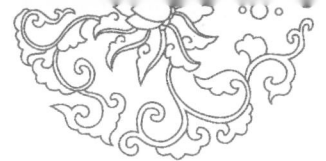

内容提要

《归砚录》为清代著名医家王士雄(1808—1868)撰著。士雄字孟英,是继叶桂、薛雪、吴瑭之后温病学派的又一代表人物。除本书外,尚有《温热经纬》《随息居饮食谱》《随息居重订霍乱论》等著作。

《归砚录》4卷。内容主要包括饮食养生、名人轶事、医理探讨、医籍评述及王氏本人手录医案等。内容虽杂,但立论平稳,辨析精详,资料丰赡。

本书为医话类著作中的佳品,若与孟英其他医著相互参阅,不仅能加深对其学术思想、学术经验的理解,而且足以拓视野、广见闻,对于学医、研医不无裨益。

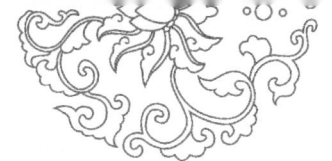

点校说明

王士雄(公元1808—1868),字孟英,晚清著名医家,是继叶桂、薛雪、吴瑭之后温病学派的又一代表人物。撰有《温热经纬》《随息居饮食谱》《随息居重订霍乱论》《潜斋医话》和《归砚录》等著作。

《归砚录》4卷。内容主要包括饮食养生、名人轶事、医理探讨、医籍评述及王氏本人手录医案等。内容虽杂,但立论平稳,辨析精详,资料丰赡。

本书为医话类著作中的佳品,若与孟英其他医著相互参阅,不仅能加深对其学术思想、学术经验的理解,而且足以拓视野、广见闻,对于学医、研医不无裨益。现将有关问题说明如下。

一、《归砚录》以《潜斋医书十四种》集古阁本为底本,以归砚草堂本和中国中医研究院图书馆所藏抄本(简称"抄本")为校本。

二、采用简体横排形式,并加新式标点,对底本内容不加增删。

三、繁体字、古今字、俗字以及因刊刻所致的明显误字径改为规范简化字,不出校记。当时习惯用字,如"磁石"作"慈石"、"英吉利"作"唊咭唎"等,按现规范用字律齐。前后不一者,亦按现通行写法律齐,如"海蛇""海蜇",今律齐作"海蜇"。其他改动均出校记说明。

四、因书改横排,原方位词"左"改为"下","右"改为"上"。

因水平所限,点校中疏漏谬误之处难免,敬希读者批评指正。

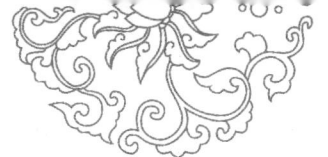

归砚录弁言

吾族系出安化,籍隶盐官。十四世祖迁于海盐之水北,十九世祖复归于原籍之旧仓。乾隆间,曾王父遭海溢之患,携吾祖、吾父侨居钱塘。嗣为吾父娶于杭,生余昆季六人而殇其三,故虽行四而字孟英。尝忆吾父之归葬曾王父暨大父也,谓先世邱垄所在,意将挈家回籍而未逮。道光纪元,府君遽捐馆舍,时余甫十四,童昏无知。家无担石储,衣食于奔走有年,不获时省祖墓,罪戾实深,而敝庐数椽,地土数亩,亦遂悉为人俦①,是以先府君之葬,势难归祔祖茔。因循多载,吾母命卜地仁和之皋亭山,以为海昌便道,子孙易于祭扫,余敬谨恪遵。先孺人弃养,即合葬焉。迨癸丑春,金陵失守,杭城迁徙者纷如。窃谓吾侪藉砚田以糊其口,家无长物,辛

---

① 俦(yù 遇):买。

丑之警,有老母在,尚不作避地计,况今日乎!第省会食物皆昂,既非寒士之所宜居,而婚嫁从华,向平之愿亦不易了,倘风鹤稍平,可不继志以归籍耶?余虽未有子,而女已多,从子亦数辈,必乘其年尚幼稚,俾乡居以习于俭约,斯谓遗之以安。然族已久疏,怅难如愿。先是有嘉兴谢君再华者,端人也。家于杭之保佑坊,以白手致小康。甲辰春,余谓其地将有郁攸灾,嘱其移居,从之。及秋而不幸余言偶中。谢以获免,感于心,至是曲为余筹之。久之,引一人来曰:此管君芝山也,与我为垂髫交,醇谨朴诚,一乡称之。世居海昌北乡之淳溪,地既幽僻,俗亦淳良,小有市廛,颇堪栖隐,距海较远,水患无虞。子欲归故乡,盍与结邻乎?余闻之慰甚,遂与订交。既而偕弟季杰,挐舟往访。至其地,如渔人之入桃源,且有朱姓旷宅,愿我赁,心益喜。返杭告庙而卜之吉,季杰复谋诸赵君笛楼,得壬占曰:利久居,宜子孙。而会垣傃居之屋适易主,爰诹吉携眷往家焉。时咸丰五年乙卯冬十月中浣三日也。回思先府君以四十九岁弃诸孤,余昨岁之病,几如汤睢阳与父同寿清康熙间,汤文正公斌,河南人,古睢阳郡,与父同寿。然而一事无成,虚延人世,霜侵两鬓,余年几何。赖良友启余,得以勉承遗志。谢君之德,曷敢以忘!而机缘相凑,殆亦先人之灵有以默相欤?设谓无田可归,必待买山有资,则岁不我与。赍此志而弗能偿者,举目皆是也。余窃悲之。乃余自失怙后,即携一砚以泛于江、浮于海,荏苒三十余年,仅载一砚归籍,人皆患之,而余载砚时游,亦足以行吾之痴,而乐吾余年,他非所知也。游时偶有所录,渐积成卷,题曰《归砚》。盖虽以砚游,而游为归之计,归乃游之本也。因识其归之所以于简端,以为序,并示我后人。

咸丰丁巳冬十一月下浣安化后人南渡第二十七世半痴王士雄书于吴门归棹

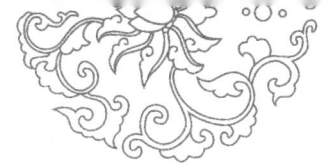

归砚录序

盖闻天定胜人,人定亦能胜天。医相皆能挽造化之权,故先哲有"不为良相则为良医"之语也。迨世风日下,医道日衰,良者罕见矣。王公孟英,博雅君子也。储八斗之才,富五车之学,而尤长于医,疗疾之神,人莫能测。著有医学丛书十六种,阐明至理,井井指陈。其医案十四卷,治法益昭,发前人之未发,悟前人所未悟,上追《灵》《素》,下纂诸家,抉其奥以显其幽,存其纯而纠其谬,道明世俗之风,说尽晻昧之弊,分混淆,别邪异,千古流弊,一旦而消,万世蔽蒙,一朝而破,功盖前贤,学垂后世,证无巨细,恻隐常存,卓识敦行,诚人所不能及也。往岁归隐海昌,惜兰女辈,未能负笈以从,而钦佩之心,不能自已。兹先生草《归砚录》以明志,因不揣谫陋而为之序。

时丙辰三月中浣仁和彭兰媛敬撰

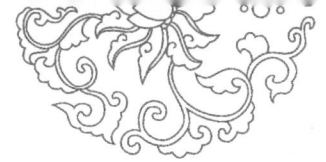

题归砚录

挥手湖山意洒然，卜居林野爱幽偏。济时有道同良相，涉世无讥是散仙。重庆渊源宏旧绪，存仁著述富新编。相逢路较前时近涛溪至余乡仅一舍耳，易棹王猷雪夜船。春初，先生两过余里，皆大雪。

丙辰春仲秀水愚弟曹大经海槎

喜从桑梓话樵渔，境僻溪环好结庐。非有闲情耽水石，每寻佳趣到琴书。折肱道契孙思邈，苦口言符陆敬舆。不尽忧时怀古意，且开小圃灌春蔬。

仁心古谊继忠州，千顷波涛一叶舟远道有求诊者，先生每乘小艇夜行。书可活人常小试，才堪医国切先忧。艾溪老宿牵离绪赵菊斋先生隐居寿昌，秀水耆英慨旧游庄芝阶先生甫即世。惆怅生平师友谊，灵根天爵要交修。

世态模棱静里参,有时扪虱纵清谈。《灵兰》独悟能砭俗,甘蔗旁生祝梦男。把卷闲宜窗卧北,著书名若斗垂南。会当一遂缁衣好,一棹双桥益访三。

几岁疮痍未息兵,桃源小隐谢浮名。高文纵笔千言当①,妙语挥犀四座倾。世外神仙留橘井,山中风味足莼羹。一编自有千秋业,不独归来砚可耕。

丁巳长夏宜春晚生袁凤桐敬民

回溯神交两载余,获亲光霁快何如。名山著述穷元奥,济世襟期藉发摅。妻子一廛甘小隐,丹黄四壁爱吾庐。新编借富②规时意,许我先窥未见书。

戊午仲夏同邑教弟周在思③二郊

曲水回环一碧流,渟溪地僻乐清幽。居非近市耽歌啸,家有藏书供校雠。良相

---

① 当:归砚草堂本作"富"。
② 富:归砚草堂本作"寓"。
③ 思:归砚草堂本作"恩"。

救时同妙手,奇方获解豁双眸。先生此道肱三折,苦口言如药石投。

高旷襟期志气恬,不贪为宝励鸡廉。先生视病,不受贫者之酬。功深著作琳琅富,学究岐黄岁月淹。种杏成林追董奉,抚松归隐似陶潜。残躯一再叨仁术,黍谷回春勿药占。素病虚弱,屡邀诊治,渐次痊可。

戊午新秋归安女史章华徵

生不为相当为医,一扫寰宇之疮痍。吸水直须穷上池,洞烛癥结如燃犀。真宰上诉阊阖披,乃许司命侔神祇。我观毒药供医师,十失三四犹次之。食不制兮事不稽,无怪使我生狐疑。吁嗟乎!富贵溺心鼎炉歆,功利夺人龙虎飞。群魔欹正艰且危,乾坤不交坎离睽。世事如云类若斯,灵丹一粒珍刀圭。王君抱砚归渟溪,布衣蔬食甘掩扉。著书索隐探渊微,世人未见惊新奇。天鸡唱旦醒梦迷,名山一席传者谁?

己未春仲仁和赵梦龄菊斋氏

先生自是人中龙,二十八宿罗心胸。岐黄术欲追上古,卢医扁鹊将无同。偶然著作归砚编,阐扬至理开蚕丛。笑他世上争名客,蕉鹿繁华驹过隙。恬淡真如张季鹰,逍遥直似陶彭泽。转瞬沧桑事可悲,吴山看遍劫灰飞。申屠卓识先归隐,早向渟溪掩竹扉。辋川庄好春风静,扁舟似入桃源境。屋后时闻欸乃声,门前且看桑榆景。避乱重来访旧游,依然把酒话田畴。当年曾起膏肓疾,回首而今已十秋。受恩深愧酬无力,坎壈愁常泪沾臆。往事凄凉不忍谈,故园今已生荆棘。何日三吴息战争,与君相约结比邻。砚田同作归耕计,对榻西窗论道经。

庚申孟夏仁和世侄胡耀曾荣甫

渟溪深处结茅庐,遍地疮痍孰疗除?

惟此石交堪与共,归来且著活人书。

遁世逍遥寄睡乡先生近号睡乡散人,回春妙手擅岐黄。编成小录千秋业,重庆遗书合瓣香令曾祖有《重庆堂随笔》刊行于世。

把卷蓬窗动旅怀,申江一棹与君偕时同赴上海。思归已是无家客,凄绝当年赐砚斋。先文节公曾蒙宣庙赐砚,因以名斋。

同治元年仲夏钱塘后学戴穗孙

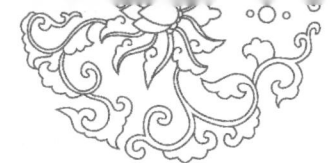

重刊归砚录序

《归砚录》四卷,乃王君孟英壮游时偶有见闻所录,渐积成卷。其间议病论证,或表著前徽,或独摅心得,或采前贤未刊医案,或录平时自治验案。如摘评魏氏《名医类案》及《温病条辨》,虽不分体例,然皆能发前人所未发,悟前人所未悟,弗泥于古,弗徇于今,其著论以清,烛理以明,抉摘搜剔,厘然能去其非而存其是。千古流弊,一旦冰释;万世疑窦,一朝道破;奇情妙绪,层见叠出。杨素园有云:苟能勤学,不患无术,研穷久而聪明出,阅历多则机智生。第苦于世医之不读书以祸世,及不善读书以误世也等云。吾谓行生敏而好学,能一思百虑,所以能具此完美之学理,诚有清一代医中之伟人。炳章素慕先生学,恨未能遍读其书。如《潜斋丛书》者,前购觅十余年不得见,渴望可谓至矣。民国四年,始见李氏排印之八种。民国六年夏末,得见抄本《归砚录》,是书由南京张君树筠手录,赠余友裘君吉生,当时余亦见而过录一部,不期于是年秋阅市中,复购得《潜斋丛书十种》,较李印增《医案》三编、《归砚录》两种。余复将抄、印二种《归砚录》互相校勘,计校出张抄本讹误三十七字,故仍照木刻本付印,惟张氏抄本"驴骡辨"下,有树筠先生评一条,语多经验阅历,故照增入,冠以"筠按"二字,以期识别。余不文,校刊既竣,爰志其得书付印之缘起如此,是为序。

中华民国七年三月四明后学曹炳章序于和济药局

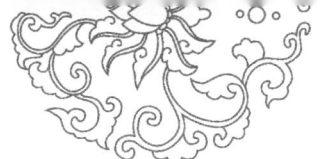

目　　录

归砚录卷一 ………………………… 115
归砚录卷二 ………………………… 143
归砚录卷三 ………………………… 199
归砚录卷四 半痴附案 ………………… 228
跋 …………………………………… 284

归砚录卷一

海昌王士雄孟英原著
鄞县曹炳章赤电校刊

窃思人赖饮食以生,而饮食之烹饪,必藉于水。水之于人,顾不重欤?夫水以动为性,以润下为德,故水无不流,流则不腐,所谓"合千派而不竭,纳众流而不污"者也。惟杭、嘉、湖、苏、常数郡之水,独异于他处。以地势坦夷,水极平衍,自古称为"泽国",而支河万派,浜汊繁多,其大河之水既已平流,则浜汊之间竟如止水。居其所者,饮于斯,食于斯,濯粪秽于斯。若暑月旱年,则热毒蕴蓄,为害尤烈。考鄱阳章氏《饮食辨》云:止水藏垢纳污,饮之主多病。故此处居人,每患三疟,辄延绵不易愈,而患痈疡、脚气者为尤多,始信章氏之言为不诬也。欲康济斯民者,当以凿井为急务焉。奈水乡之人，以河汲既便，遂相沿成习而不察其弊，故罕知凿井之利。苟知痧、疟、脚气之甚于他处，而识其病源之在水，则救弊之策，曷可缓乎？况"凿井而饮"，古之训也，且可备旱。或曰：吾乡为荷叶地，不宜于井。噫，是何言欤？所谓荷叶地者，以四面环水，形如荷叶也。凡属水乡，大都若是，不独吾乡尔也。至水乡凿井，及泉甚易，工省价廉，又何乐而不为耶？且闻每有湮塞之井，可见前人具有卓识，而后人废置，为可叹也。若能随处掘浚，较凿尤易。惟宜冬令为之，夏令地中冷，恐不能深入也。井口宜小，庶免堕溺之虞。但囿于习者，难与谋始。敢望大雅君子，仁心为质，广为传说，身先开凿，俾人人共饮清泉而免疾病，则井养不穷，同享王明之福，其阴德曷可量哉！士雄尝以泰西凿井法，附刊先曾祖《随笔》中。乙卯冬，挈眷回籍，居于浐溪，复为此说，以贻同志，奈为众议所格。

丙辰夏秋亢旱，赤地千里，余复怂恿浚河，又格不行，而日汲几断。幸张君雪沂有方塘半亩，颇极渊深，农人欲购以犀田。张曰：吾将以此济一乡之饮者。竟不售。余家亦赖之。饮水思源，因撰楹帖一联以赠云："我泽如春，仁言利溥；上善若水，世德流长。"其时余尝遵陆游禾，一路乡民，咸忧渴死。石水贵至百钱，大户水费日以千计，无井故耳。有心有力者，不可境过辄忘也。

章杏云先生《饮食辨》云：凡米新者，香甘汁浓，养人为胜。试观作饧作酒，新者之力较厚，稍久则渐薄，岂非陈不及新之明验乎？本草言陈者良，是为病人言也。以新者力厚，恐贻食复①之患耳。又极言炒米之弊，余皆韪之。盖米愈陈则愈劣，纳稼之时，但宜藏谷，随时碾食，则香味不减而滑。乃嘉兴等处不谙藏谷之法，刈获之后，即春而入囤，用糠蒸盦数月，米

---

① 复：原作"后"，繁体形近致讹，据抄本改。

色变红，如陈仓之粟，名曰"冬舂米"，取其经久不蛀，宋人赞其不蠹不腐，而不知其已无生气，故不蛀也。亦杜远方贩运，以惯食此米者，不出二百里之外也。志乘未载，不知何人作俑，而土人习之，翻以白米为味淡不香，何异醉人视醒人为醉之颠倒耶？然米经蒸变，不但色香味全失，而汁枯性涩，是去其精华，徒存糟粕也。故煮粥不稠，造饧、酿酒皆不成，与炒米相去一间耳。余偶食之，即腹胀便闭，必啜滫糜粥数日以濡之始愈。此与武彝人蒸茶为红者，同一矫揉造作。今奸商更有造发急冬舂之法，旬余即成，随时可作。米极易败，尤不宜人。红茶亦各处效尤，遍行宇内，嗜痂者众。二者之弊，殆不可革，然知味者固自有人也。又按：钱塘龙井茶，甲于天下，迩年土人以秋采者造为红茶，颇获厚利，故圣人有鲜能知味之叹。凡艺茶亦须肥壅，昔人谓专藉雨露以滋培，不待人力之灌溉者，皆未经目击之谈也。

茶能清神醒睡，止渴除烦，有解风热、凉肝胆、吐风痰、利头目、去油垢、肃肺胃之功。口不渴者，可以勿饮。红茶既经蒸盦，失其清涤之性，更易停饮。昔人夸之者未免过当，毁之者殊失其中杏翁至谓为灾星厄运之媒，亦矫枉而失实也。惟论姜茶治痢之弊，为发前人所未发。其辨云：杨氏立此方，谓东坡治文潞公有效。夫苏、文二公，诚名士、诚贵人，服药治病，不论资格。苟药铒不当，恐二竖无知，非势力所能压也。医书所列诸方，尝有某帝王、某卿相试验之说，皆是游方术士虚张声势，哄骗乡愚之法，可鄙可笑。且潞公偶然患病，偶然服药，正史既所不书，稗官亦复未载，后世之医，何自而知？乃杨氏言之，李氏信之，尤为不值一笑。即使果有其事，所患必是寒痢，治而愈者，得力于姜也。设为热痢，而欲藉茶之凉，制姜之势，岂非梦梦！乃今之愚俗，虽目不识丁者，无不知姜茶为治痢之方。迨至百用而百误，而犹圭臬奉之，抑不思至此乎？愚谓产后之生化汤，亦同此弊。惟洄溪有产后禁姜之论，且曰暑证忌姜，虽与芩、连同用，亦有大害。正与章辨暗合。彼诗文字画，俗眼不辨妍媸，专尚纱帽，已属鄙陋。医药亦然，岂不更可哀哉！杏翁以谈笑而出之，其慨世深矣。

章氏云：《论语》记圣人饮食，不曰必以姜食，亦不曰无姜不食，而曰不撤姜食。撤字从手，检而去之也。盖指圣人作客而言。凡作客者，于主人所设，各随其便，不宜当食讲究烹调。《曲礼》曰：毋絮羹，毋歠醢。絮羹、歠醢，是临时加入调和，撤姜是临食时检出调和，皆非作客之礼。姜虽有害，少食亦自不妨。调和之内，业已有姜，圣人必不于食时令其检去，但不多食而已。然则此句当连下句成文，始为通贯，乃竟讲作无姜不食。其误不始于宋儒，汉、晋人已有"通神明，去秽恶"之说，汉人则本于《神农本草经》。秽恶作臭恶言,能去食物中腥恶之臭也。而通神明殊不可解,神明指人身何物?盖此书虽传自上古,其中为后人附益处甚多,须善读也。《朱子语录》亦云:秋姜夭人天年。是亦明知其非佳物矣。夫偏于辛而无回味,即偏于热而无回性也。食之断不宜多,断不可久。入药亦止能散寒,苟无寒邪而误用之,则营血受伤,津液被劫,外感变而为内伤矣。虽有良药,无从解救。慎之!愚谓神明似指心脏而言,以心藏神,或为阴邪所侵,寒痰所蔽,则神为之蒙,而君主不明矣。并可灌以姜汁者,阴寒之病藉辛以通之,而神明自复也。因《论语集注》而误信以致大病者,余有治吴永言、徐乐亭两案可参。《檀弓》有云:丧有疾,食肉饮酒,必有草木之滋焉,以为姜、桂之谓也。姜非古人日用之品,此说足以为证。二郊附注。

又云:感冒客邪,如系风寒,温散故所当用,倘为温热初起,即宜清解。俗人不知,妄以胡①椒、辣枚子即食茱萸,古人重九所佩者。俗名辣椒、辣茄、辣虎。之类,肆啖以为发散。不知此类止能温中,不能散表。数十年中,屡见食此过多,一二日即死者。未死时必唇焦舌黑,津液全无,此《灵枢》所谓阴竭也。阴竭者,血死也。又必昏昏无知,此元化所谓胃烂也。死后必遍身青紫,与中砒毒无殊。凡误死于热药者皆然也。更可恶者,俗传胡椒炒鸡,可以调经种子。岂不调、不孕,尽属血寒?即使果寒,温暖血室,鸡已足矣,何必助之以椒?遂致血枯经绝,即俗云干血痨是也;或崩漏、吐衄,即血热妄行也。无病求病,不死求死,良可悯也。愚谓俗传调经种子等方,大抵皆温热之品,世人不察体气病情,一概恣服,阴虚者必成干血痨,血热者必致妄行。章氏之言,允为名论。又凡妇女月信有妨于事,欲其暂缓者,先期以胡椒数粒,欲缓几日则用几粒。冷水逐粒吞下,汛即缓行,别

---

① 胡:原作"故",形近致讹,据文义改。

无他患。盖月事将行，冷水能凝遏，使之不行，而胡椒极热，囫囵吞下，则性不遽发，数日之后，椒性作而冷气消，其汛始行也。逐粒吞者，一口冷水可缓汛期一日，而一粒胡椒能消一口冷水。观严寒时，以胡椒水研墨，则砚不冰，则其性热伤营可见矣。故孕妇食之堕胎，而阴虚内热之人，一切辛烈之物皆当屏绝，举此可例其余也。

亚片烟之害，夫人知之，而吸之者率不肯戒，余窃怪之。故人张孝子养之谓余曰：吾尝闻诸吸者云，凡吸此烟，乐不可支，畅美达于骨髓，贤于房事远矣，故可以移酒色之荒，而沉迷于此，虽至死不忍弃，曷云戒乎？余闻之未能深信。既而杨大尹素园以《饮食辨》寄赠，其烟叶条下附载亚片，亦有"此烟一吸，其乐逾于登仙，虽死不悔"之说，信者其为淫药矣。又云：吸此烟者，初则壮健非常，至数年渐渐黧瘦，不久髓竭精枯而死。始因坐拥厚赀，身本无病而求快乐，讵知乃以求死。更有富贵之家，有病不肯祛邪，惟喜立斋、景岳之言，乐于补塞，岂知其害较克伐尤烈？其死乃在一朝半日或旬月之间，较之吸亚片烟为尤惨也。愚按：吸入肾主之，又必卧而吸，卧则气归于肾，故初吸大能鼓舞肾气，令人不倦，久之则精华发越渐尽，遂致形枯神槁。李维镛谓其专伤肺气，甚属不然。始则富贵人吸之，不过自速其败亡；继则贫贱亦吸之，因而失业破家者众，而盗贼遍地矣。故余目之为妖烟也。亦有因衰病而误堕其中者，以其吸之入口，直行清道，顷刻而遍一身，壅者能宣，郁者能舒，陷者能举，脱者能收，凡他药所不能治之病，间有一吸而暂效者，人不知其为劫剂，遂诧以为神丹。而因病吸此，尤易成瘾，迨瘾既成，脏气已与相习，其后旧疾复作，必较前更剧，而烟亦不能奏效矣。欲罢不能，噬脐莫及，乃致速死。余见亦多，敢告世人，毋蹈覆辙。章氏以立斋、景岳之法,谓较亚片尤惨。吾乡前辈陈乾初先生以堪舆为异端之尤,谓地师之罪浮于佛、老,皆救世之药石也。读者切勿视为愤嫉,庶可共挽颓风。陈氏《葬书》,蒋君寅昉梓以行世。余谓此古今第一部葬书,最有功于天下后世者也。

泰西玛高温云:麦教师谓亚片之进中华,创自葡萄牙人。乾隆三十一年以前进口者,岁不过二百箱;至三十一年,有一千箱;三十七年,英吉利人始运亚片自天竺至中华;四十三年,英人复自天竺运来二千八百箱,但未尽卖,后即运至别处去矣。此时亚片交易尚未繁盛。至嘉庆二年,始有四千一百七十二箱进口,而交易从此渐大。以后每年加损不一。道光元年,有五千五百七十六箱进口;十年,有一万七千四百五十六箱进口;自十年至二十年,每年加多。于二十年间,有三万四千六百三十一箱进口。迨今咸丰五年,则尤多矣,有六万五千三百五十四箱进口。其价大土每箱计洋四百二十一元,小土每箱三百六十元，则今岁亚片进口，中华费银统计四百七十八兆六百十六千四百元。每箱斤两若干，较平算之，如每人吸一钱，则华人食此物者，不下二百万余人。噫，亚片进口逐渐加多，其害愈炽愈盛，伊于胡底！嘉庆二年至今六十载，进口之数若是之广，有心人闻之，有不为之痛哭流涕者耶？然此止就外国亚片进口而论，更可痛者，云、贵二省及浙之温、台等处，亦广种此物，将沃土之田，可以种谷养人者，反种此以毒人。合中华所产而计之，则吸此者当不止二百万余人矣。愚谓中华甘此鸩毒，而外邦为之痛哭，询从来未有之忠告，敢不亟为手录。又按徐松龛中丞云：天竺自六朝后皆称印度，今五印度为英吉利所辖。进口货物近以亚片为主，宇宙浮孽之气乃独钟于佛国，何其怪也！

沃土良田，原以种谷养人。今酿酒之米，种者愈增；而养人之谷，种者愈减。此举世所未觉也。余足迹所及虽不广，而到处咨询，凡蕞尔一邑，岁费造酒之米必以万石计，无怪乎米价之日昂也！《先忧集》列税酒为救荒要务，诚为名论。按朱四辅云：世儒言及生财，辄以聚敛目之。但他物可以不税，而酒不可不税。盐有税而盐贵，民不能以淡食，盐贵则艰于食矣；布有税而布贵，民不能终岁不著衣，布贵则艰于衣矣。衣之于民必不可少，而且税之；酒之于民可多可少，而何不税之也？况彼煮海为盐，绩麻为布，采天生之物而为百货，皆化无用以为有用；而酒则糜费五谷以成糟粕，化有用以为无用也。就货物论之，而酒断当税矣。商贾作客，携千百两之本，以涉百千里之道途，有风波之恐，有盗贼之忧，而其利不能十一；酒户卖酒，则坐拥厚资，优游庭户，而其利且数倍也。就商而论，而酒益当税矣。如以税酒为聚敛之事，则夫理财非《大学》之务乎？请更辨之：凡民日食不过一升，而寻常之量辄饮斗酒，故一人之饮，足供数人之食；至于盛肴馔、多朋侣，其费又不可胜计也。酒之为物，勤俭多妨，是故税酒可以使民富。贞节之人以酒乱性，力学之人以酒废业，盗贼之徒以酒结伙，刚暴之徒以酒行凶，凡世间败德损行之事，无不由于酒者。此《书》之所以作《酒诰》，汉初所以三人群饮罚金四两也。酒之为物，志气两昏，是故税酒可以兴民教。富之教之，诚经国利民之善术，而安得谓小人之蠹政也哉？宋赵开称为善理财，其领四川财赋也，言蜀民已困，惟榷酤尚有盈余，遂大变酒法，四路岁课增至六百九十余万。宋儒胡致堂，称为通达事理，其论禁酒之事也，曰知治体者，欲罢官榷酒，使民自为之，而量取其利，虽未尽合古法，亦裕民去奢之渐也。其他名臣如范、韩、司马，名儒如朱文公、真西山等，论列政务，俱极详悉，而从未言酒税之非，亦足以见其为济时之要务矣。又陈漱六先生云：税酒之法，当行于平时；禁酒之令，当行于凶年。

储一邑酒税之所入，即为一邑凶年之赈。必平时之税常令有余，而后凶年之赈无忧不足。安不忘危，以羡补不足之道也。税酒宜在城市、集镇，不宜在村落。村落之酒，米少水多，田家力作者流，聊以滋气血而和筋脉，非以沉湎也。一人不能耗米数石，一肆日卖不过数斗，税之则损贫人，且以病酒家矣。市廛既税酒，则宜禁私酿，不禁则酒家之入利少，而税不能取盈；村落则止禁醇酒，以毋令分市权也。造烧酒则最耗谷麦，凶年此当首禁。

章氏云：《诗》八谷禾、麻、菽、麦，后人以脂麻当之。夫脂麻本名胡麻，来自大宛，汉时始入中国，仅可榨油及作饼饵，不堪为饭，安得三代时即列于八谷？古人救饥用火麻，即《本经》之大麻，其为八谷之麻无疑。至医书、《本草》所载香油，皆谓脂麻油，俗以芸薹油为香油，大谬。愚按：所辨皆是，若云芸薹油能使女人不孕，虽见于古书，然世人以之为烹饪常食之物者广矣,其可尽信乎?惟肴馔所需,各有所宜耳。至论其性,则榄仁油、猪油最良,茶油、麻油、豆油次之,芸薹油为下,其余等诸自郐。凡麻、菜诸油皆香,而方言不同,或以麻油为香油,或以菜油为香油,习俗难移,用者贵审其宜。若笔之于书,必明言何油,庶免疑误。至乌桕子壳内之仁榨油,名青油,虽香而有毒,燃灯煤重,鼠亦不食,夏月合苏油、黄蜡造烛,不堪重按,而晒反坚,世人又往往与他油之久窨无脚名清油者相混。须知此曰青油者,所以别于壳外白皮之名白油也。白油色白如蜡,造烛最良,又名桕油、皮油。若皮与仁同榨者,曰绿油,造烛不佳,性冷利。凡疮药中用青油、白油,皆取其杀虫。并不可食,误食之必吐利。章氏谓为大热可食者,误也。桕烛以石灰收之,可久藏不坏。

《南中纪闻》云:茶油树叶四季常青,每于八九月间开花,色白而香,昼舒夜敛,结实凡十余月,直至次年六月,方采掇榨油。足备周岁之气，以故色味清和不滑，此食品中最宜脾胃者也。愚按：衢严亦有其渣，可以浣衣去垢，故闺阁中以此油加香料蒸熟泽发，则发黑而不腻脂，盖诸油惟此最清也。

《饮食辨》云：咸能补肾，故有坚筋骨、令人壮健之功。观牛马食盐则肥健，橐驼嗜咸故多力，饲艾猳以盐则善交，则补肾之说信矣。凡血证、水证、消渴、喘嗽之外，皆不必申食盐之禁。愚按：焚修之人食淡者，正虑肾得补而欲易动也。

又云：《月令》仲夏令民毋刈蓝以染。郑氏以为恐伤生养之气。夫生养之气，万物所共，何刈他草不禁，独禁蓝乎？至于字从监，或六书谐声之理，郑氏解为监禁，亦属牵强。盖蓝主解百种恶药毒，制百种恶虫毒，退一切大热，行一切败血。是以先王之世禁之者，以时当仲夏，炎燠正盛，毒虫正多，意在留此有用之物，以救民疾。观"以染"二字，可见言不当为染色之小用也。愚谓此辨诚前人之所未及,益见先王仁民之政之无微不至也。

又荷叶条下云:东垣诸方,不论温、凉、补、泻,必用升、柴、苍、葛等升散之药数味,乃至治天行疙瘩大头证,亦用升、苍、荷叶三味为清震汤,名其病曰雷头风。升麻、荷叶助其上盛之阳邪,苍术燥其垂竭之阴液,背道离经,至此而极。后世无目之人,犹亟称之,岂不悲哉!此证之来,其气最恶,死最速。回忆生平阅历,惟以退热、消风、解毒为主者,则十全八九,服清震汤者,则百无一生,尝目击数十百人矣。愚谓此言是也,何以于藕①,因其能疗冻疮,遂谓其性大热,凡肺热嗽血、心热悸遗,并垂深戒,殆智者之一失也。夫治冻疮之品,如椒、蒜之类,固属辛热,然黄柏亦治冻疮,岂可概指为热药乎?又东垣普济消毒饮,用者亦须减去上升之药,庶免助邪之患。

① 藕:原作"蒜",据归砚草堂本改。

又云：丹溪倒仓法，无理不通，乃自明以后，医书群附和之，我朝先辈谓其于人腹中作把戏是矣。况牛为稼穑之资，天子无故不忍宰，祭祀非天神不敢歆，岂可妄杀乎？及观《庄子》牺牛、耕牛之喻，知古人宰杀者惟牺牛，而耕牛必不杀也。愚谓丹溪义乌人，彼地有豢牛以斗者，名曰操牛，斗胜则善价以争购，败则贱卖于屠而宰之。平时不事南亩，食稻饮醇，奉如上客，此他处所无者。其肉云极腴嫩，人皆嗜之。余失怙后，蒙父执金履思丈提挈，馆其地者将十载，因家规不食牛、犬，故未染指。土人因豢牛而破家者不少，真陋俗也。不知元时已有此风否？诸书未载，故附录之。按《瀛环志略》云：西班牙有斗牛之戏。

驴、骡，马属也，而骡介驴、马之间。杨素园大尹云：牡驴、牝马交而生者曰马骡，形较马尤高；牡马、牝驴交而生者曰驴骡，形较驴为大。皆有牝而无牡。余谓骡既皆牝，再与驴、马交而生者何名？杨云：

骡性贞,从无与驴、马交者。余曰:然则《易》言利牝马之贞,当是骡也。有牝无牡,正合坤之纯阴,以其为马所生,仍为马类,故直谓之牝马耳。大令深领之。筠按:杨素园大尹云驴骡、马骡皆有牝而无牡;孟英又谓骡既皆牝,再与驴、马交而生者何名;杨又云骡性贞,从无与驴、马交者云云,殊不知皆不然。驴骡、马骡,皆有牝有牡,按时(约在春季)相交,而牡者阳兴,牝者掉尾,食草少而无力,倘随其性而使交合之,性反驯良而力健。牝骡亦有生驹者,名曰特(音忒),形象在骡、马之间,不常见也。予家尝畜驴、马,故知之详。又乾为马,马之牝者,犹是阳中之阴,惟骡行最健,虽骏马不能及,而性极调良,故曰牝马地类,行地无疆,有君子攸行之象焉。世传骡之前阴有骨如环,不能辟翕,故性贞而不交。余按:女人有赋此形,而不能安贞如彼者,必遭产厄。襄仁和谢金堂先生云:有姚稳婆者,尝为其亲串家洗一女,即曰：此女骡形，长成慎勿嫁，可享长年。初不信，久亦忘之。后适某氏，孕而欲娩，诸稳婆莫能措手，母家遣人召姚。曰：我虽耄矣，犹忆二十年前，即嘱勿嫁，汝主岂不忆乎？辞不往。竟不产而亡。噫，此妪手眼可云精矣。故于初生时一扪，即知其交骨无缝也。古书讹骡为"螺"，致令费解，余已考正于《女科辑要》中。或云驴、马交非其匹，而骡性独贞，诚不可解。余谓人亦有之，目击屡矣，当以不解解之。

《本草》据《月令》强分麋、鹿二角，有补阴、补阳之别。纯庙谓木兰之鹿、吉林之麋，角皆解于夏，惟麈角解于冬，曾于南苑见之，特正其讹。于乾隆三十三年，改时宪书仲冬月令"麋角解"为"麈角解"。后之修《本草》者，当遵奉改注。

《蠡海集》云：凡鸟卵皆系著于脊，乃本于天者亲上也。脊系卵处，下生一肠，上口连属于系卵。卵既长足而产，则入于此肠，俗谓之花肠也。下口乃并于直肠，以通于后窍出焉。凡兽之胎,则系著于腹,而其结处为胎室。既长足则并膀胱下口,以通于前窍出焉。此本乎地者亲下也。

又云:天赋气,气之质无性情,雨、露、霜、雪,无性情者也;地赋形,形之质有性而无情,草、木、土、石,无情者也。天地交则气形具,气形具则性情备焉,鸟、兽、虫、鱼,性情备者也。涎、涕、汗、泪,得天之气;羽、毛、鳞、甲,得地之形。

又云:万物之所为生者,必由气,气者,金也。金受气,顺行则为五行之体者,金生水,水生木,木生火,火生土,冬至起历之元,自冬而春,春而夏,夏而长夏,长夏而归于秋,返本归元而收敛也;逆行为五行之用者,金出矿而从革于火以成材,成材则为有生之用,然火非木不生,必循木以继之,木必依水以滋荣,水必托土以止蓄,故木而水,水而土,是则四行之赖土以定位,故大挠作甲子,分配五行为纳音:

初一曰金,二曰火,三曰木,四曰水,五曰土,乃知金者,受气居先也。所以金为气母,在天为星,在地为石,天垂象,地赋形,故石上云而星降雨,天地气交。星者气之精,石者气之形,精气合而水生焉,故曰金生水。《天文志》以星动摇而为风雨之候,石津湿而为雨水之应,岂非金生水乃气化之义欤？五行以气为主,是以五行之序以金为首也。又云：天气主生,地气主成,水气主化,故曰三元。

又云：梨,春花秋实,有金木互交之义,故曰交梨。枣,味甘色赤,有阳土生物之义,故曰火枣。

周公谨云种竹法：每岁当于新竹成竿后,即移先一岁者为最佳。盖当年八月便可行鞭,来年便可抽笋,不过夏令早晚浇水,无不活者。若至立秋后移,虽无日晒之患,但当行鞭之际,或在行鞭之后,则可仅活,直至来年方可行鞭,后年春方始抽笋,比之初夏所移者,迟一年气候矣。

又云种葡萄法：于正月末，取葡萄嫩枝长四五尺者，卷为小圈，令紧实，先治地土，松而沃之以肥，种之，止留二节在外。候春气发动，众萌竞吐，而土中之节不能条达，则尽萃花于出土之二节，不二年成大棚。其实大如枣，而且多液也。愚谓此二物皆药中上品，宜广种之。

徐季方云：甘枸杞以甘州得名。河以西遍地皆产，惟凉州镇番卫瞭江石所产独佳。瞭江石在边外数百里，为番夷往牧之地。土人往取，率数十人结队，昼伏夜行，采不数掬即还，恐番夷劫掠也。道远而得之难，故甚贵。干者大如豆，赤如朱。即当时贵人，岁得亦止升合耳。黎愧曾为彼地观察，云仅二见。服食家以细小紫色者为甘枸杞，非也。余所见真者，大而赤，少子，即如川贝母，大如龙眼、川附子，八枚重一斤，人多不识。然则燕石似玉，鱼目混珠，天下事以伪乱真者，大抵然也。

梁晋竹云：世传化州橘树，乃仙人罗

辨种于石龙腹上，共九株，各相去数武，以近龙井略偏一株为最，井在州署大堂左廊下。龙口相近者次之，城内又次之，城外则臭味迥殊矣。广西江树玉孝廉著《橘红辨》，谓橘小皮薄，柚大皮厚；橘熟由青转黄，柚熟透才转黄。间尝坐树下，细验其枝叶香味，明明柚也，而混呼之曰橘，且饰其皮曰红，实好奇之过云。又范吕男《粤中见闻》云：今售于外省之橘红，俱是增城香柚皮伪为之。其柚皮薄小而尖长，甚芬郁，不同别处所产，故可绐人。愚谓世人贵耳贱目，喜以重价购伪药，橘、柚易辨尚尔，况罕见之物乎。

包公剸云：黔中出九香虫，生涧水中。春夏出游水面者不可用，秋冬潜伏崖石下，土人掀石得虫，辄以售人。服之宜子，不但房术之需也。服法用十四枚，将七枚微火炒，去壳、翅及足，七枚去壳、翅、足[①]生用，每服一生一熟，作一次嚼食，白汤

---

① 七枚去壳、翅、足：原缺，据抄本补。

下，日二三次，用完十四枚而止。愚谓此虫性温助阳，而秋冬潜蛰，故为补肾宜男妙品，若春夏浮游水面者勿用也。今药肆中所售，用者鲜效，岂产非其地乎？抑乎非其时乎？

《峤南杂记》云：试龙涎香法：将结块者奋力投水中，须臾突起浮水面；或取一钱口含之，微有腥气，经宿其细沫已咽，余胶粘舌上，取出就淖，称之仍重一钱，又干之其重如故；虽极干枯，以银簪烧极热钻入，乘暖抽出，其涎引丝不绝。验果如是，不论褐白、褐黑色皆真。

又云：藤江口出青鱼胆，售者以黄藤膏混之，黄藤亦能行血去翳也。余过藤，询渔人获青鱼否，渔人以一尾来献，状似鲩而黑。取其胆悬之船窗上，越宿浆裂出过半。土人云：胆衣甚薄，浆发即裂，故难得全者。张七泽云：松江人谓草鱼为青，青鱼为乌青。草鱼今人浓池中用草蓄之者，即鲩也。愚按：金华人谓青鱼即乌鲻，以其状似鲻而色黑也。谓鲩鱼为青鱼，则彼俗之讹也。盖各处方言不同，沿习既久，虽博雅者亦承讹而不自知。即此类推，博物难矣。至嘉兴人则谓鲩鱼为池鱼，最属可笑。夫池中可蓄之鱼甚多，何得独指于鲩耶？更有误鲩为鲜、为鲍者。一寻常食品，尚尔难辨，况遐方罕觏之药乎？青鱼善啖螺蛳，杭人以螺蛳青呼之最通，使人不致混淆也。

《笔谈》云：吴人嗜河豚鱼，有遇毒者，往往杀人，可为深戒。据《本草》，河豚味甘温无毒，补虚去湿气，理腰脚。因有此说，人遂信以为无毒，食之不疑，而不知《本草》所载河豚，乃今人之鲂鱼，亦谓之鲍鱼，即江浙之回鱼是也。吴人所食河豚，本名候夷鱼，又名吐肚鱼、规鱼、胡夷鱼，非《本草》所载河豚也，引以为注大误矣。愚按：丁巳春，钱塘姚君欧亭宰崇明，招余往游，适余滞迹禾中，辞不能往，使者复来，初夏始去。姚云：来何暮？三月间河豚极美,为此地物产之最。余谓此物不吃也罢。姚笑曰:君惑矣。止须去其肝、子、眼三件,而洗净其血,并无所谓忌煤炲之说也。吾闽署大啖,试问曾有人中毒否?其西席张君心钼,余戚也,今春至署,初不敢食,及见多人食之无恙,亦恣啖。且云谚谓"拚死吃河豚"之"死"字,乃"洗"字之讹。苟能拚用工夫,洗得净尽可吃也。鲂鱼则彼地亦有,余曾染指,惜河豚未尝其味,赘此以质博雅。然卫生者不可以余之所闻如此,遂纵尔口腹而不之慎也。

归砚录卷二

海昌王士雄孟英原著
鄞县曹炳章赤电校刊

问：丹溪谓人身阴不足，景岳谓人身阳不足，君以为孰是？余曰：人身一小天地，试以天地之理论之。阴阳本两平而无偏也，故寒与暑为对待，昼与夜为对待。然雨露之滋、霜雪之降，皆所以佐阴之不足，而制阳之有余。明乎此，则朱、张之是非判矣。

周公谨云：北齐高纬以六月游南苑，从官暍死者六十人，见本纪。而《通鉴》书曰"赐死"，"赐"乃"暍"字之讹耳。《纲目》乃直书曰：杀其从官六十人。而不言其故，其误甚矣。尹起莘巧为之说曰：此朱子书法所寓，且引《孟子》杀人以梃与刃而政之，说固善矣。然其实乃《通鉴》误之于前，《纲目》承之于后耳。纬荒游无时，不避寒暑，于从官死者尚六十人，则其余可知矣。据事直书，其罪自见，何必没其实哉！余按暑暍杀人，自古为烈。而儒者既误以"暍"为"赐"，医者又妄以暑属阴，几使卒死于暍者冤无可诉。叶天士先生尝云：热地如炉，伤人最速。可谓要言不烦，足以唤醒后人。

宋逸士刘卞云：人多以嗜欲杀身，以货财杀子孙，以政事杀百姓，以学术杀天下后世。吾无是四者，不亦快哉！愚谓学术杀天下后世，医书亦其一也，著述家当何如兢兢乎？

《蠡海集》云：观"心"字之义，大有旨哉，其为象也，左点以配木，右点以配金，在上之点微挠而尖锐以配火，在下则曲钩而挠起以配水。盖元武之神，二物在下之象为多。肾亦二枚也，此四行岂不亲切乎？土亦寄下，以水、土同行耳。

又云：五行五气，死中有生之义存。

如耳为肾窍属子，阳金死于子，而阴金生焉；鼻为肺窍属酉，阳火死于酉，而阴火生焉。是以耳能司听，鼻能司臭也。愚谓鼻塞治心，耳聋治肺，亦本此义。

又云：北斗位北而得七，为火之成数；南斗位南而得六，为水之成数。此乃阴阳精神交感之义也。日生于东，乃有西酉之鸡；月生于西，乃有东卯之兔，此阴阳魂魄往来之义也。人身之肝位在于右，而脉诊却见左手；脾位在左，而脉诊却见右手，此亦阴阳互藏其宅之义也。

又云：男子之气始于子，子在下起，坎为男而位北也，故男子气钟于外肾，外肾者，督、任二脉之交也；女子之气始于午，午在上起，离为女而位南也，故女子气钟于两乳者，肺、肝之脉始终也。

雷艾陵精理学，尝云欲亦原于天，舍欲不能独为理。天有理有气，人得其理以成性，得其气以成形，有形而有欲。性即天之理，而欲者天之气也。饮食男女，人之大欲存焉。使无饮食男女之欲,则无所谓邪,又安有所谓正,而理亦无从附以见。又何殊于释氏绝色、声、香、味,而归于虚无寂灭之道哉。愚谓圣贤教人,不过窒欲、节欲、寡欲而已,强人绝欲,则不近人情矣。艾陵所言,真通儒之论。

《星甫野语》云:庐江姬氏妇,母女皆无谷道,便遗悉由前阴,而不害生育。其女嫁后,婿家欲退婚而涉讼,邑宰刘公为干据其母供,麾令入内室,夫人质验而讼遂息。刘判有"尾闾偶阙,无亏种玉之田"云云。愚谓此异禀也,昔所未闻,故录之。

《四库全书提要》谓魏氏《续名医类案》网罗繁富,变证咸备,惜编次潦草,不免芜杂。愚按:此书十一卷疟门,陆祖愚治陈雅初案后云:己丑长至后一日录是案。嗣考仁和胡书农学士《先友记》云,魏君没于乾隆壬辰。然则以六十卷之书,仅三年而蒇事,虽极敏捷,殆不过草创初就耳。倘天假以年,重以删定,断无以上诸病矣。兹录拙校数条,博雅正是。

卷四中寒门按语:余有凌二官案可参。愚尝通部展阅,并无凌二官之案,恐即热病门凌表侄案耳。前后称谓不一,如何参考?其为初创草稿,而非定本也,灼然可见。

厥门后二条是魏案。

凡属外淫,皆曰感证。魏氏所编虽首列伤寒、瘟疫二门,而风温、湿温阙然未备,乃于第六卷列感证一门,殊为含混,盖先生于① 外感颇疏也。杨氏子至宋复华各案,皆其治验,率内伤夹感耳。

魏氏谓伤风误表,多成劳损,谆谆致戒。愚谓此特其一面也,亦有因邪未清而误补以成劳者。雍、乾间,歙人吴澄字师朗者,著《不居集》一书,专论外损,自成一家。虽用法未尽善,而其言不可废也。本门末条是魏案。

---

① 先生于:原缺,据归砚草堂本补。

热病门喻案，面足浮肿云云。魏氏谓面肿可云，足肿则未确，终是血不配气耳。愚按：肺主一身之气，而皮毛者肺之合也。感证后气复，而血虚足肿者固有之，而余热不清、肺气壅滞者则尤多也。观燥门赵我完次子案可知。若胃热不清，则津液不复，《经》云胃不和则卧不安也。又耳闭宜清肺，与耳鸣宜滋肾者有殊。至脾、胃分别论治，尤为开千古之群蒙，叶天士深得力于此，而为灵胎、润安所折服，乃魏氏一概非之何耶？惟"痢以下多而亡阴，疟以汗多而耗液"二语最为精确。凌表侄一条是魏案。

火门石顽治张太史虚火证，魏评极是。

呕门自鲍绿饮以下皆魏案。

泻门自宋复华以下皆魏案。但复华之病，似肝木乘胃，故润药相宜。如果乘脾，则参、术是要药矣。

疟门施涣之、许怀民二条皆魏案。此

门治法，于暑湿时疟，阙焉未及。惟缪氏解用白虎以治暑证，而乃初病即杂以牛膝、首乌等阴分之药，皆未可为轨则也。胎疟之称，尤为不典。魏君博雅，胡亦惑之？

痢门自张龙文以下皆魏案。

痢后风末一条是魏案，第此案宜入疟痢门。

消门胡天叙条是魏案。

黄疸门自徐环薇以下皆魏案。

内伤门末二条皆魏案。

吐血门末三条皆魏案。

衄血门末二条皆魏案。

便血门赵正为室人条系魏案。

痿门按语云：此证为肝经燥火郁于脾土而成，世罕知者。此诚不刊之论。所附黄澹翁案未见，盖此书脱误甚多也。冯楚瞻治李主政案，议论极精，治法未尽善，而冯氏最为柳洲所心折，故不觉推许过当也。末两条皆魏案。

膈门陈溶上以下皆魏案。末条竟是一篇祭文。

喘门叶石林家喘延四世,而愈病之药不同。夫一脉相传,病情尚尔。世之执死方以治活病,而不察其脏性、病因之各异者,皆盲医也。末四条皆魏案。

呃逆门末条是魏案。

汗门自詹渭丰以下皆魏案。

面病门后二条注云:自来选钞入,不知谁案。观此,则其书非魏氏一人辑选,不过总其成耳。且其中有注未入选而仍载入者,可见为草创之稿,而非定本。芜复脱简,宜乎不少。

目门自金封翁以下皆魏案。

耳门自朱、余二女以下皆魏案。阅先生自述耳病之由,士雄亦十四岁失怙,而废书服贾,虽困苦颠连,尚不致有疾者,以母氏撑挂家事也。读此既感少境之与先生相似,又恨学术空疏,不能起老母之危疴,为终身莫赎之罪。涕泪交流,为之掩卷。

鼻门自沈晋培以下皆魏案。

喑门自严钱桥以下皆魏案。

胁痛门自范康侯以下皆魏案。

腰痛门末条是魏案。

疝门末二条皆魏案。

五十九卷跌扑门，详列各证，可云备矣。而二十八卷不知何以先著跌扑诸条，此宜并入于后。又二十八卷之小儿门，皆鲠刺等病，亦宜改标鲠刺为是。

二十九卷既列诸虫，复列蛔证，蛔亦虫也，似可并入。至文垣所治马迪巷内人证，魏氏病其议论不经。夫伏痰挟火上冲，蛔虫因热而动，皆能使胸中跳跃，热降痰蛔并下，则病自安，未可厚非也。

中毒门刘立之治老妇案，方法可谓神矣。曷以知其服水银，竟不叙明何也？如其炼饵，当入丹石毒门；设云误服，不能病至历年。

奇疾门湖州邬阿二所患乃蛇缠证，非

奇疾也，当入外科门。

经水门徐、范二条皆魏案。

崩漏门刘、姚二条皆魏案。

妊娠下疾①自汪陛堂以下皆魏案。

妊娠虚损姚、胡二条皆魏案。

喻氏治李、黄二案，笠泽治吴元水妇案，皆不当列于心痛腹痛条。至黄旵旭室人病，魏氏谓喻君不知肝胃病治法。愚按：柳洲独擅此长，云可概治诸证，未免矫枉过正。如吴元水妇病，断不可投以血药者，乌得专究肝肾，而不问其余耶？归、地滞膈而作呕，乃气分病之名论，曷可非哉！

妊娠下血，许、胡二条皆魏案。

产难门末二条皆魏案。

胞衣不下门末条是魏案。

产后血崩，自许竹溪夫人以下皆魏案。

产后血虚按语戒用姜、附刚剂，最为

①疾：据《续名医类案》似当作"痢"。

切贴，以养营为先生独得之心法也。末条是其治验。

产后火热，自沈协兰室人以下皆魏案。

产后虚损，愚谓此证最多，何魏氏仅采温补数案耶？

产后颠狂条，忽自标魏玉璜治一妇云云，前此各门所附己案，皆不注明，故余一一点出，庶读者易知。本门丁润兄室条亦魏案。凡各门自案皆附于后，而此独羼杂其间，体例不符，显未编定也。

小儿伤寒袁仲卿子①病，喻云寒凉药皆在胃口之上，不能透入，魏氏骇其何以上云镇坠深入脏腑。愚谓镇坠之品，性皆重降，药虽停于胃口，邪则不能外解而深入矣。用理中汤运转前药，必以枳实等为佐。此种意在言表之处，皆须自有会心也。

小儿喘嗽条"嗽"字当删，以嗽证已

---

① 子：原缺，据《续名医类案》补。

列于前也。

小儿痈病末二条皆魏案。

五十二卷肺痈肺痿门止标一"肺"字,脱下三字。

悬痈门魏案一条居首,痃癖门魏案一条居中,并宜移后。

五十八卷疮疡门吴性全案,乃魏氏治验。但各门附案,专滋肝肾,岂生平得力于此,而欲独竖一帜乎。

先曾祖《重庆堂随笔》下卷所附《洗冤录·人身骨节辨》,秀水庄芝阶先生读之,谓尚有未是处,因以襄平姚立斋大尹所著《洗冤录解》示余。据历验多案,方骨下之尾蛆骨名曰尾闾,一名骶端,一名穷骨,一名橛骨,俗名尾桩,实尾骶骨之末节,无窍无髓,或如菱角,或如人参芦,有连生于方骨下者,有与方骨断而不连者,原不足异,而与现行检骨格所言男子九窍、女子六窍,实不符也。又云:女子羞秘骨为《洗冤录补》附会之说,余检女骨从未见也，询之同官，亦无见者，且据老仵作云，妇人产子则交骨开，若有羞秘骨则不能开矣。盖架骨前胯青黑者，多有生前患疮，此说与《人身图说》横骨为发便毒之所论合。或服金石毒药使然，故踢伤致死条有此骨切不可检，恐误认青黑为伤云云。岂有因搆精而致骨青黑之理哉？况舍一而起于二，尤为必无之事。若曰天理以此辨贞淫，则妇人再醮不得谓之淫，处子外遇安可谓之贞？苟不辨正，则妇女之下部受伤而死，转致污其名节者，岂不大可惨哉！愚谓推勘最细，而《人身说概》《全体新论》诸书，皆不言女人有羞秘骨，余方疑矣，阅此始释然。亟录之，以志余陋。

太平戚鹤泉集中，有《书汉张太守仲景碑阴文》一首，因录于下，俾后世咸知医圣之当敬也。其文曰：南阳汉张太守仲景墓碑载：太守涅阳人，为今南召，故隶南阳。墓久沦没，无知者。崇正当作"祯"，避清世宗讳改。清世宗名胤禛，禛、祯间同形似，故改"正"以避之。戊辰夏，兰阳诸生冯应鳌病，恍惚见神来，称故汉长沙太守某为疗，嘱应鳌为修某处墓。应鳌既愈，依所指南阳城东祠后七十步，迹至祝县丞园，境宛然，顾不见墓形。向祝求尺寸地，为太守封树，祝以无验呵斥之。应鳌计无所出，立石祠中，记其事而归。后三年，有人于园穿井见石碣，果太守墓。会寇乱，应鳌虽闻信不能往也。国朝戊子，应鳌选南阳郡属叶县校，乃亲至其地，已自祝而包而杨三易主。验葬处虽实，墓犹在荒坎中。乃具始末陈于府，出金市杨地，重甓甃，并建墓祠，参议桑公为碑记。噫，如碑言，太守灵甚著矣。顾不示于南阳近地，必假之甚远之冯生，又千余年不一显，必迟至有明将易代之际，虽显晦有时，理固有难解者。而卒使遗蜕所存，不终沉没，林庙蔚然，令后人过而生敬，则事确有实，而言之非诬。呜呼！太守功在万世，当报者岂特冯生？而靳尺寸地不一封树如祝县丞，又安在哉？

长洲沈归愚尚书《香岩先生传》云：

君名桂，字天士，号香岩。先世自歙迁吴，诸生窿山公曾祖也。祖紫帆有孝行，通医理。至君考阳生而精其术。范少参长倩无子，晚得伏庵太史，生无谷道，啼不止，延医视之，皆束手。阳生翁至曰：是在膜里，须金刀割之。割之而谷道果开。太史既长，为紫帆翁作传以报焉。君少从师受经书，暮归阳生翁授以岐黄学。年十四，翁弃养，君乃从翁门人朱君某，专学为医。朱君即举翁平日所教教之，君闻言即彻其蕴，见出朱君上，因有闻于时。君察脉、望色、听声、写形，言病之所在，如见五脏癥结。治方不执成见，尝云剂之寒温，视疾之凉热。自河间以暑火立论，专用寒凉；东垣论脾胃之火，必务温养，习用参、附；丹溪创阴虚火动之论，又偏于寒凉。嗣是宗彤溪者多寒凉，宗东垣者多温养。近之医者，茫无定识，假兼备以幸中，借和平以藏拙，甚至朝用一方，暮易一剂，而无定见。盖病有见证，有变证，有转证，必灼见其初终转变,胸有成竹,而后施之以方,否则以药治病,实以人试药也。持论如是。以是名著朝野,即下至贩夫竖子,远至邻省外服,无不知有叶天士先生,由其实至而名归也。居家顿伦纪,内行修备,交朋友信,人以事就商,为剖析成败利钝,如决疾然,洞中窾会。以患难相告者,倾囊拯之,无所顾惜,君又不止以医擅名者。没年八十。配潘孺人。子二:弈章、龙章。弈章亦善医,以君名掩。孙二人:曰堂、曰坚。曾孙三人,习儒业。食君之德,高大家声,将于是乎在。论曰:自太史公传仓公件系其事,陈承祚作《华佗传》因之,后戴九灵、宋景濂仿其体作名医传。君不欲以医自名,并不欲以医传世。临末诫其子曰:医可为而不可为,必天资敏悟,又读万卷书,而后可借术济世,不然鲜有不杀人者,是以药饵为刀刃也。吾死,子孙慎毋轻言医。呜呼!可谓达且仁矣。

　　随园先生与薛寿鱼书云:谈何容易!

天生一不朽之人,而其子若孙,必欲推而纳之于必朽之地,此吾所为悁悁而悲也。夫所谓不朽者,非必周、孔而后不朽也,羿之射、秋之弈、俞跗之医,皆可以不朽也。使必待周、孔而后可以不朽,则宇宙间安得有此纷纷之周、孔哉?子之大父一瓢先生,医之不朽者也。高年不禄,仆方思辑其梗概,以永其人,而不意寄来墓志,无一字及医,反托于与陈文恭公讲学云云。呜呼!自是而一瓢先生不传矣,朽矣。夫学在躬行,不在讲也。圣学莫如仁,先生能以术仁其民,使无夭折,是即孔子老安少怀之学也。素位而行,学孰大于是?而何必舍之以他求。王阳明勋业烂然,胡世宁笑其多一讲学。文恭公亦复为之,于余心犹以为非。然而文恭相公也,子之大父布衣也。相公借布衣以自重则名高,而布衣挟相公以自尊则甚陋。今执途人而问之曰:一瓢先生非名医乎?虽子之仇无异词也。又问之曰:一瓢先生其理学乎?虽子之戚有异词也。子不以人所共信者传先人，而以人所共疑者传先人，得毋以艺成而下之说为斤斤乎？不知艺即道之有形者也。精求之，何艺非道？貌袭之，道艺两失。燕哙子之何尝不托尧、舜以鸣高，而卒为梓匠轮舆所笑。医之为艺，尤非易言。神农始之，黄帝创之，周公使冢宰镇之，其道通于神圣。今天下医绝矣，惟讲学一流转未绝者何也？医之效立见，故名医百无一人；学之讲无稽，故村儒举目皆是。子不尊先人于百无一人之上，而反贼之于举目皆是其中，过矣！即或衰年无俚，有此附会，则亦当牵连书之，而不可尽没其所由来。仆之疾病性命危笃，尔时虽十周、程、张、朱何益？而先生独能以一刀圭活之，仆所以心折，而信以为不朽之人也。想此外必有异案良方，可以拯人，可以寿世者，辑而传焉，当高出语录陈言万万。而乃讳而不宣，甘舍神奇以就臭腐，在理学中未必增一伪席，而方伎中转失一真人矣。岂不悖哉！岂不惜哉！

故人沈君辛甫，端恪公曾孙也，尝病吴鞠通混疫于温。余谓不但此也，其《条辨》首列曰：温病者，有风温、有温热、有温疫、有温毒、有暑温、有湿温、有秋燥、有冬温、有温疟。凡九项，似乎遗义，而不自知其题旨未清也。夫冬伤于寒，至春而发者曰温病，夏至后发者曰热病。冬春感风热之邪而病者，首先犯肺，名曰风温，其病于冬者亦曰冬温，病于春者亦曰春温，即叶氏所论者是也。夏至后所发之热病，在《内经》亦曰暑，以其发于暑令也。故仲景以夏月感暑成病者名曰暍，盖暑、暍者，皆热之谓也。今杜撰暑温名目，最属不通。至于疫证，更不可与温热同治，当从吴又可、余师愚两家为正鹄。而温之为毒为疟，乃温之节目矣。概而论之，宜乎愈辨愈不清矣。

其次条云：凡病温者，始于上焦，在手太阴。嘻，岂其未读《内经》耶？伏气为病，自内而发，惟冬春风温、夏暍、秋燥，皆始于上焦。若此等界限不清，而强欲划界以限病，未免动手即错矣。夫温热究三焦者，非谓病必在上焦始，而渐及于中、下也。伏气自内而发，则病起于下者有之；胃乃藏垢纳污之所，湿温、疫毒，病起于中者有之；暑邪挟湿者，亦犯中焦；又暑属火而心为火脏，同气相求，邪极易犯，虽始上焦，亦不能必其在手太阴一经也。

第四条云：太阴风温、温热、温疫、冬温，初起恶风寒者，桂枝汤主之。夫鞠通既宗叶氏，当详考叶氏论案以立言，如《指南》温热门第三案云：温邪上受，内入乎肺，肺主周身之气，气窒不化，外寒似战栗，其温邪内郁，必从热化。风温门第五案云：风温入肺，气不肯降，形寒内热，乃膹郁之象，用药皆是辛凉轻剂。至《幼科要略》，论三时伏气外感尤为详备。于春温证因外邪引动伏热者，必先辛凉以解新邪，自注用葱豉汤。垂训昭然，何甘违悖？意欲绍述仲圣乎，则祖上之门楣，不可夸为自己之阀阅也。在泾先生云：温病伏寒变热，少阴之精已被劫夺，虽有新旧合邪，不得更用桂枝汤助热而绝其本也。岂吴氏皆未之闻乎？

中焦篇第一条自注云：肺病逆传，则为心包；上焦失治，则传中焦。始上焦，终下焦。噫，是鞠通排定路径，必欲温热病遵其道而行也，有是理乎？彼犯肺之邪若不外解，原以下传于胃为顺，故往往上焦未罢，已及中焦，惟其不能下行为顺，是以内陷膻中为逆传。章虚谷亦昧此义，乃云火来克金，而肺邪反传于包络，故曰逆。夫从所胜来者为微邪，故可反以为逆？岂二公皆未读《难经》耶？其不始于上焦者，更无论矣。

书名《温热①条辨》，而所列霍乱，皆是寒证，故余年少时辄不自揣，而有《霍乱论》之作也。沈辛老云：鞠通书蓝本叶

---

① 热：据吴鞠通所著，似当作"病"。

氏，有前人未见及而补之者，如秋燥增入正化，痉、瘛别为两条，谈理抑何精细。有前人已见及而忘之者，如霍乱证自具暑湿门，岫云未经摘出，而伊遂不知有热；疝气条当分暴、久治，香岩先生业已道明，而伊又惟知有寒。盖心思之用，固各有至不至，虽两间亦缺陷世界，而况人乎？又曰：鞠通所云之疝多系暴证，而久者又系宿瘕病，故可一以温下取下。若疝虽有历久不瘥，然聚则有形，散即无形，初非真有物焉，如瘕积腹中也。又云：干霍乱以生芋杵汁下咽即生，远胜盐汤探吐也。暑疡初起用丝瓜杵汁涂之，或荷花瓣贴之，皆妙，不必水仙根也。

中焦八十四条云：少阳疟如伤寒证者，小柴胡汤主之。此与温热何与，而乃烂入乎？辛老云：叶氏知暑湿时疟与风寒正疟迥别，融会圣言，惟从清解，所见甚超；而洄溪反以不用柴胡屡肆诋訾，食古不化。徐公且然，况其下乎？噫，辛老长余九岁,与余交最深,品学兼优,真古君子也。尝为余校《温热经纬》,而家贫无子,今墓草宿矣。遗稿未梓,偶于拙草中检得数条,附录于此,亦可以见其读书具眼、立言忠厚也。

下焦篇之定风珠,一派腥浊浓腻,无病人胃弱者亦难下咽。如果厥哕欲脱而进此药,是速其危矣。

二十四至二十六条,皆冬寒内伏、春温初发之治,乃妄谓温热、温疫,自上、中传下之治,岂非梦呓。

四十二条自注,谓宋元以来,不明仲景一书专为伤寒而设。吴氏直未读《伤寒论》也。注《伤寒》者无虑数十家,皆以为专论伤寒之书,故恒觉支离附会。考论中风、寒、温、暍、湿五气为病,古人皆曰伤寒,故《难经》云伤寒者有五,而仲圣以伤寒名其书也。此等大纲不清,岂可率尔著书!

五十一条,痰湿阻气之阴吹证,实前

人所未道及。

五十五条,发明蚕砂功用,何其精切,故余治霍乱以为主药也。

吴氏此书不过将《指南》温热、暑湿各案穿插而成,惜未将《内经》《难经》《伤寒论》诸书溯本穷源,即叶氏《温热论》《幼科要略》亦不汇参,故虽曰发明叶氏,而实未得其精奥也。至采附各方,不但剪裁未善,去取亦有未当。此余不得已而有《温热经纬》之纂也。

后三卷杂说、解产难、解儿难等篇,皆可传之作,远胜三焦条辨多矣。杂说中惟"霍乱不得吐泻,治以苦辛芳热"一语为可议。《条辨》中可议处甚多,姑举大略如上,庶读者勿随波而逐流也。

阴吹乃妇人常有之事,别无所苦者,自亦不知为病,况系隐微,医更不知。相传产后未弥月而啖葱则有此,不可谓为病也。惟吹之太喧而大便坚滞者,或由肠燥,或由瘀阻,或由痰滞,以致腑气不通,而逼走前阴也。然亦但宜润其燥,化其瘀,宣其痰,不必治其吹也。

转女成男之说,自古有之,而验者甚少。钱塘沈君西海云:有一法每试有效,且甚简易。若停汛而确知为孕,即取红纸一张,本夫亲书"五更露结桃花实,二月春生燕子巢"十四字于上,书时心中默诵"无思也,无为也,寂然不动,感而遂通"四句,书毕,贴于卧床内隐处。凡书、贴时,均勿令人见,并勿令人知,验后始可传人也。

黄锦芳云:杜仲、续断二味,举世用以安胎,而不知续断味苦,专入血分,活入消肿,故乳痈、癥结、肠风、痔瘘、金疮、跌仆,一切血瘀之证,皆可用也,虽稍有涩性,行不至泄,然误施于气弱、气陷之妇女,则顺流而下,奔迫莫御,而有排山倒海之势,岂区区涩味所能止其万一者乎?杜仲色紫而润,辛甘微温,性专入肝,补气强筋,筋强则骨亦健,凡肾虚、肾寒脚弱之病,用之最宜,若气陷、气弱之辈,断不可服,以其性最引气下行,而无上升坚固之意也。夫胎坠本忌血行气陷,其服此二味亦有奏效者,以人身气血贵乎温通,胎坠之因不一,亦有因肾气不温,经血凝滞,而胞胎失荫者,得此二味,则气煦血濡,不滞不漏,而胎自安矣。止为下虚上实者设也。故胎坠而尺强寸弱者,动作少气者,表虚恶风汗时出者,心下悬饥得食则止者,一身之气尽欲下坠者,皆在禁例。奈作俑者既不分辨明晰,流传既久,遂以为安胎圣药,总缘医理不明,药性不晓,证候不知,见方号为神验,虽滑脱之妇,亦尔通用。岂知杜仲、续断原或因于跌仆,或下寒挟瘀而胎动者之妙剂,苟不知审顾区别而妄用之,则不但不能安胎,反能催胎、堕胎,甚有殒其母命者,可不戒哉!愚按:此二药余不甚用,而世人皆视为补益之品,得黄氏此论,自信管见之未昏。

妇人临产,世俗每虑其饥寒,而不知

饱暖以致难产。《治法汇》云：如饥宜食稀粥，勿令过饱，宜稍饥为佳，以饥则气下，气下则速产。若食肉及多食，或啖腻滞之物，则碍于上焦，气不得下，故产难，虽产下而食滞中焦，则生寒热。医者不察，乱投温补，多致危殆。_{辛亥春，山妻分娩，婢媪强劝多食致病，有案可参。}隆冬浅屋，固宜遮蔽密室，添设火盆。若盛暑必择清凉之所，但须避风，切勿过暖，致生诸患。如无凉室，榻前可以新汲水盆贮映之。

《明史》载光宗谅闇，郑贵妃进美女四人，上不豫，内医崔文升用大黄药，一日夜三四十起，头目眩晕，不能动履。杨涟疏劾之云：有心之误耶？无心之误耶？有心则齑粉不足偿，无心则一误岂可再误！上宣涟入，目注久之。方从哲荐李可灼进红丸。上饮汤辄喘，药进乃受。上喜称忠臣者再，顷之传圣体用药后，暖润舒畅。复进一丸，明旦驾崩矣。从哲拟旨赏可灼银五十两，以王舜安疏改罚俸一年。于是言者蜂起,谓文升情罪不减张差,而可灼次之,并劾从哲。从哲疏辨,自请削夺,可灼遣戍,文升发遣南京。愚谓此胜国三大案之一,实千古之大疑案也。论者纷纷,迄未得其病情,以文人多不知医耳。吾友仁和徐君亚枝尝云:李可灼进红丸于光宗也,先有奄人崔文升之用大黄,故尤悔庵拟《明史》乐府有"大黄一下法不治,红丸虽进补已迟"之句。其谓文升误下固然矣,而以红丸为补则非是。盖光宗之病,阳明实而太阳未罢之证也。史载进红丸后,圣体暖润舒畅,则前此用大黄时,必恶寒无汗、周身拘急之证悉具。大黄下之,汤饮不受,明是误下成结胸之证。红丸者,丸而色红,莫知所用何药。余意必是开太阳兼陷胸之品,所以进后暖润舒畅。史载"上不豫"于"进美女"之下,或太阳经府均病,配红铅为经府双解之剂,故其丸色红,则仍是下法,不是补法。嘉言所谓得其下之之力,非得其补之之力者也。

至于明旦驾崩,或因小愈而复犯女色,宫闱邃密,外廷莫知,不然岂有得暖润舒畅之转机,未尝变证,而甫隔一夜遂能长逝乎？因慨文人谈医,每多谬误,如《两般秋雨庵随笔》载咏甘草云:历事五朝长乐老,未曾独将汉留侯。皆未读医书之故也。愚谓虽读医书,而阅历未深者,尚有人为书囿之弊,故论病最非易事。

江阴陈定九《留溪外传》载前明崇明蔡指方神于医,尝云:医家心动气浮,志歧欲侈,讹审察之微,失参辨之宜,而用药舛谬,未有不杀人于顷刻者也。譬之良相治国,必举贤任能,因材器使,其心休休,其如有容,正己无私,然后鼎鼐和,阴阳燮,而天下治。如或心术匪端,志向偏趋,而用人失当,欲求竣其功业,终其令闻者鲜矣。故曰为医如为相,用药若用人。医道微矣,非绝欲无私,通神于微妙之乡,穷理尽性,研几于幽明之极者,不足以传也。

歙吴畹清太守,世精外科,以家传秘

法刊行寿世,名《攒花知不足方》。业外科者,当奉为圭臬也。又刻徐、陈两家《易简方》四卷于苏州。其凡例首条云:近来无论内外科,一病就诊,先求多衍时日,不肯使人速愈。在有力者虽不惜费,不知病久,体之受害,端由于此。至于贫病,既不能一概送诊,务使早日痊愈,方可自食其力,若亦久延,必至无力调治,奄息待毙,甚且因病废业,举室饥寒,忍乎不忍?愿行道者心存利济,力返积习,定获善报。

吕君慎庵所辑拙案《三编》,卷二之第六页屠小苏令正案后附顾氏子证,蒙乌程汪谢城孝廉评云:"覆杯即已"下宜删去,以言过当也。若然则藜藿人温证、暑证,亦可用辛温矣。此评甚是,余极佩服。第杭城之饮食起居甲于天下,虽苏、扬不及也,而席丰履厚人家之小儿,往往爱惜过分,因娇养而生饱暖之疾,亦甚于他处。非深历其境者,不能悉知。余发此论,亦有为而言也。故下文特著"栉风沐雨"四字,如果栉风沐雨之人,虽感温暑,似非一味清凉可治,当稍佐以辛散,始合机宜。又结以量体裁衣,勿胶瑟柱,正虑印定眼目,不敢说然也。第九页高女案所用之交泰丸,系黄连、桂心二物。吕君未注,亦附及之。

  曩武进①董兰痴醛尹贡,海门茂才,四明项君新桥,咸谓余为袁简斋先生后身,余闻之愧不敢当。以袁公之聪明孝友、政事文章,焉能望其万一,不过性情通脱有相类耳。定州杨素园明府云:袁乃旷代之名医也。君之治胡季槎茂才发背案,所引之语已括尽内外诸病治法,无余蕴矣,而千古无人会意。惟尊案不论用补、用清,悉以运枢机、通经络为妙用。兰痴诸君之说,殆以此也。余谓此愚者之一得,偶合袁公之见耳。至其集中论议,无非入理深谈。愚每因彼而悟此,事实有

---

① 进:原脱,据抄本补。

之。缘人身气贵流行，百病皆由怨滞，苟不知此，虽药已对证，往往格不相入，岂但不足以愈病已耶？故录存拙案，不厌烦琐，谆谆以此告人。设知此义，则平易之药，轻淡之方，每可以愈重证，纵必死之病，或可藉以暂缓须臾，乃昧者谓余妙术仁声，播于迩遐，而病情千态万状，多人苦思力索所不能中者，君辄以平淡常用之品而得之，毋乃医运之亨乎？余但笑而不答。然清夜扪心，惭无实学，而虚名幸获，隐匿殊多。遂伏处穷乡，欲期寡过。惟痴肠未冷，饶舌何辞。噫，定有慧心人会吾意也。

余亲家戴雪宾茂才之先德干斋先生，精于医，行道四十年。尝云：医学一门，显则譬之有形之棋，应变无方，能者多而精者少；隐则譬之无形之道，神明莫测，行之易而知之难。可谓说尽此中微妙矣。故先生年逾花甲，即誓不临证，而乐善好施，虽家无储蓄，亦不倦也。寿至七十九而终。

山阴俞君仲华,下方桥陈念义之高弟也。人极豪爽,有侠气,饮酒谈兵,轻财好客,兼佞佛。久寓省垣,与余交最深。惟谈医不合,闻余论景岳,辄怒形于色。余谅其信师过笃,不与较也。然遇时感重证,必嘱病家延余主治。而其二子皆误于温补,虽余与故孝子张君养之极口苦谏,奈乔梓①皆不悟,和而不同如此也。俞尝撰《结水浒演义》一书,又名《荡寇志》,尊朝廷以诛盗贼,命意极正,惜笔力远逊耐庵,且误以扶阳抑阴之旨寓意于医,适形偏谬。杨大令素园尝著论非之。夫以仲华之才之学谈医,而犹走入魔道,医岂易言哉!故录之,愿后人勿轻言医。其次子极聪慧,善诗画。患咯血,乃翁专与桂、附药而殒。仲华没后,《荡寇志》未脱稿,其长子伯龙茂才与仁和邵循伯茂才续成之。伯龙极钝诚,恪守家传。患肝胃痛,乃身服温补致殒。惜哉!

扶阳抑阴,大《易》以喻君子小人,章

① 乔梓:即父子。

虚谷谓但可以论治世,不可以论治病,韪矣。愚谓未尝不可以论治病,特扶阳抑阴不可专藉热药耳。何也?人身元气犹阳也,外来邪气犹阴也。故热伤胃液,仲圣谓之无阳。医者欲扶其阳,须充其液;欲抑其阴,须撤其热。虽急下曰存阴,而急下者下邪也,下邪即是抑阴;存阴者存正也,存正即是扶阳。苟知此义,则易道医理原一贯也。赵养葵未明此义,仅知温补为扶阳之药,而不知阴阳乃邪正之喻,故其法但可以治寒邪为病,阴盛格阳之证也。而乃书名《医贯》,以致后人惑之,误尽苍生,宜乎洄溪之力加呵斥也。

仁和许周生驾部云:吴台卿笃信乩言,长斋礼拜,忘其体之羸,又受道士戒,百日不语,方夏暑火郁肺,遂病血而死。因谓乩之术,始犹一二好事者信之,继则朴实之士信焉,继则聪明之士亦信焉。祸福以乩为筮,学问以乩为师,疾病以乩为医。背阳而入阴,舍昭昭而叩冥冥,其幽阴沉墨,足以消去人之精爽也。愚谓更有因此而遭横祸者,历历可稽焉。大抵惑于此者,总由义利不明,心有妄冀。近日乩坛愈广,乩术愈新,竟有不堪缕述者,尤可叹也。

《艮斋杂说》:惩忿则火不上升,窒欲则水不下泄,水火既济,鼎道成矣。君子读损之象,得养生焉。

疫疠伤人,莫过于《谈往》所云之崇正十六年,有疙瘩瘟、羊毛瘟等名,呼病即亡,不留片刻。八、九两月,疫死数百万。十月间有闽人晓解病由,看膝湾后有筋突起,紫者无救,红则速刺出血可活。至霜雪渐降,势亦渐杀。愚谓此疫虽奇,杀人既速且多,然无非暑热毒气深入营分耳,故轻者刺之可活,而霜雪降病自衰也。考嘉兴王肱枕《蚓庵琐语》及桐乡陈松涛《灾荒记事》,皆云崇正十四年大旱,十五、十六经年亢旱,通国奇荒,疫疠大作。合三书而观之,则其为暑燥热毒之气可知。呼病即亡者,邪气直入于脏也。彼时设有余师愚其人者,或可救全一二也。

童栻庐云:镇海钟景龙先生,精于痧痘,经其治者,百不失一,逆证决期,从无爽日。所用之药,初服大黄者十居其五,后用补剂者十之七;至于攻发,惟僵蚕而已,全蝎、穿山甲、桑虫之类,从未一施。独地龙遇血热毒盛,百余条不嫌多。尝曰:小儿血气未充,脏腑娇嫩,痘疮不能起发,良由元虚不能足浆,浆不足则毒不泄,若再以毒攻毒,不但毒不肯出,而正气更受其害,未有正虚而毒能化者也。语简理微,真济世之格言。愚谓亦有因热极而浆不起者,以正气为壮火所食也。宜泻火,忌补托。至痘后生毒,多由妄投毒药,误用温补所致。

杨素园大尹云:余见阜平赵功甫处方极轻,尝曰:小儿之腹几何,须令其胃气足以运化药力,始能有效。亦至理也。愚谓赵先生虽论小儿,即大人之病,亦须量其胃气而后权方剂。凡脆薄之人，竟与小儿同视可也。近世惟休宁汪广期，治小儿专用轻剂。

吾乡管君荣棠，少服贾，天资颖异，自知体弱，恐不永年，乃潜心于疡科者十余年，遂精其术。性慷慨，施药济人，能起危证。与余为莫逆交。丙辰季冬，忽患吐血而亡，年仅四十四，子才五龄耳。乡人咸惋惜之。余挽以一联云：频年冷处存心，施药施粮，共叹君肠之热；一旦红尘撒手，斯人斯疾，可怜儿口犹黄。其没前一月，适余养疴在里，尝携酒肴见饷，且以未定之稿示余。曰痈疽之生，昔人谓有三因，其实从①乳岩、瘰疬之外，无所谓内因也。凡外感六淫，先作内病，如伤寒发汗不彻，温热分解不情，余邪逼留，为内痈，为痞结，为流注，为附骨疽，皆内有伏热，外被寒凝所致。即胸背等痈，亦由湿热上升而成。所谓营气不从，逆于肉里，发为痈肿。

① 从：归砚草堂本作"除"。

若云阴虚火炎而生痈疽者,千不得一。总之,痈证不外气血阻滞,即损伤致病,亦是血凝气滞使然。皆无补法。至服药之道,原不过为富贵人设法,以安其心耳。断不可通套徇俗,如见焮肿而投内疏黄连,毒必黑陷;投犀角地黄,舌必灰黑,脾胃受戕,变证因而蜂起。但此义无论病家不知,即医家白首其间,亦未悉原委,迨证渐剧,亦不自咎其用非所宜,反谓病势利害,药须加重,虽至于死,彼此不悟,悲夫!即诸家所刻治案,剿袭①雷同,或各是其是,各非其非,无足取法。若立斋辄用参、附,贫病则先倾其家,而命即随之矣。且今世疡医不知治法,但以书方为能事,更造不服药必遗毒为害之言以惑人,推其意,无非要誉以敛财,不顾其人生死。尝戏改《醉翁亭记》二句云:医生之意不在病,在乎敛财而已矣。一笑。自愧未尝学问,方剂药性,素所未谙,然每治人之坏证,均不

---

① 剿(chāo 抄)袭:剿通"抄"。剿袭,即抄袭。

从服药中得手也。余览之，钦其见道之深，而所言皆得我心，正欲析疑商榷，不料其卒然溘逝，天道不可尚矣。亟为节录如上，以传其人。

又云：从来外科诸书，图形名状，设想于鱼、虫、鸟、兽，最为可笑。如头部之鳝颅头、蝼蛄串，唇部之龙泉疽、虎髭毒，手部之蛇头疔、蜣螂蛀，腿部之上水鱼、泥鳅疽，并无解说。更不通者，足跟之牛程蹇，以人比畜，近于谑矣。医者并不顾名思义，妄立名目，以惑病家，而病家反以医人能呼其名为有识。遂相沿成习，牢不可破。推其缘故，良由不能按穴立名，设此夜半之词以耸听耳。宜改牛程蹇为"行程蹇"，其余均以穴道名之。如不入部位者，曰无名肿毒而已。若夫便毒，不尽生于怨旷，古书指为欲念不遂，殆不其然。即霉疮亦不仅淫毒为患，必先由湿热内伏，乘淫邪而发作。若其人本无湿热，虽日游邪径，亦不传染也。苟湿热内盛者，虽不狎邪，感着其气即染也。破伤风证亦然，皆不可执一而论。

又云：外科蜡矾丸，《本草》载之，极言其解毒护心护膜之功。夫蜡极难化，矾又伤心而涩肠。病者进以甘旨尚难运化，反投以坚涩难化之物，必胃闭而不能食，证将因之而剧。即膜须蜡护，而吞入肠胃之间，蜡亦未必至膜。方书之言，可尽信哉？

又云：古书所载，有不尽然者。厚味生痈疽，膏粱之变，足生大疔，此"忌口"二字之所本也。余谓此为富贵之说法，非所以论大概也。《千金》《外台》无不以慎口腹为要务。东垣云：痈疽食肉，乃自弃也。究之诸公当日所交游者，皆富贵也。王氏自谓我术但治贫病，然以刺史之尊，于民间日用疾苦，相离尚远，其所称贫病，非藜藿无告之贫也。若劳苦贫人，所患疡毒，皆由六淫外乘，而医者不知变通，甚至蔬腐不许入口，一餐之间，有许多禁忌，几有绝食之苦,病人何以堪此?因之胃闭而病不能愈。此由见理不明,操技不精,藉"忌口"二字为口实,以文过而饰非。及至用药,则蜈蚣、桑虫、甲片、蜂房、蛇蜕、角刺诸毒药,浪用无忌,何独于寻常食品而严申禁戒乎?习而不察,曷胜浩叹!若能于富贵人退之,贫苦人进之,庶乎两得其平。盖胃气充足,病必易愈,肌亦易生。设此义不知,亦焉能识病情而施妙治乎?

又云:考古治疾,无分内外。刀、针、砭、刺、蒸、灸、熨、洗诸法并用,不专主于汤液一端。今诸法失传,而专责之汤液,故有邪气隐伏于经络之间,而发为痈疽也。夫用药如用兵,若为将者,奉命伐暴,废其纪律,不以摧坚破贼为己任,徒从事于文檄簿书之间,虚应故事,以待贼之自毙,养奸玩寇,滋蔓难图,至使与国俱亡而后已,失其为将之道矣。乃医者治痈疽弃其刀针,不以决去脓腐为急务,徒从事于方剂汤液之间,以待疽之自溃,因循姑息,养痈贻患,至使与身俱亡而后已,失其为医之道矣。洄溪论外科曰:手法必求传授。此言是已,但颖悟者自能心得,否则虽授无益也。今针、砭诸法不行久矣,医者弃难而就易,病者畏痛而苟安,亦由今时之风气,尚虚声,喜浮誉,循名而不责实。世道所以愈趋而愈下者,时也,势也。秦缓曰:药之不达,针之不及。仲景治伤寒,用麻、桂以发汗,其汗之不彻者,针刺出血以代汗。今人谓麻、桂不可用而代之,又禁刺法,谤为泄气,以致留邪不去,发为遗毒。如史传所载,虽帝王将相之病而用刀针者,不胜屡指。试问今日遇之,尚敢出诸口乎? 故曰:时也,势也。可见在昔内证尚须外治,今则疡科专以汤液治外疾,藉言补托,迁移时日,轻浅者糜帑劳师,深久者溃败决裂,或死无敛具,或残体破家。医者自谓谨慎,而不知杀人无迹;病者乐于苟安,而至死不悟。此即子产所论水软弱,民狎而玩之则多死也。不意于

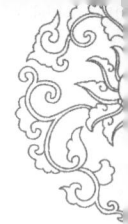

医道亦然,可不哀哉！彼医者岂设心欲杀人耶？实由不能辨其为脓为血也。亦有能辨之,而故缓之以敛财。亦有不能用刀针,仅藉汤液数方,貌为爱护之言,以愚病家,反訾刀针为险事,而自护其短,指蒸脓发热为内病,指重证为死证,果死则可以显我之有断,幸而不死,又可邀功而索谢。吾谁欺？欺天乎！古人有戒用刀针之说者,盖谓脓未成而戒其早用,非一概戒之也。然则决不可服药乎？曰:始则不外汗之则疮已,若疮家不可发汗,指既成而言也,亦非一概戒之也。善后不外理脾胃。数法之外,不必他求矣。愚谓外证初起,由于湿热内蕴,或痰饮留滞,以致气壅血凝者多,此宜疏通清化为先。汗之则疮已,特为外感不净而发者言也。

又云:《正宗》十日点破之说,不可泥定,总须辨其脓之成否为断。辨脓甚难,或一二日已有脓而皮色不变,或十余日无脓而皮色紫黑。"辨"之一字,谈何容易！刀针不敢轻用,由其审断不明也。始之以谨慎爱之者,终之以因误认之也。尝有破家废业,残损肢体,服药至累百盈千,挨延至数月之久,仍须刀决者,亦有不待决而径死者,其故在辨之不早辨也。如胸疽脓胀为患,不决必死;脏毒不早决,必成漏管;头、面、唇、口疗毒,不决不拔必死;不决成废而死;紫云风,不砭必死。

又云:《正宗》脱疽一证,在指则切之说,全无道理。洄溪论虫之说,亦属笑谈。虫,动物也,岂能隔皮杀之?若使遁往他处,犹之流寇滋蔓,必致遍地荆棘矣。石榴疽即翻花疮同类,大率由于伏热外越,血不归经所致,似与目中胬肉同义。昔人治一人目垂胬肉,刺委中及患处立瘥。余师其法,以治此证甚效。寒族中有患此者,内服外蚀而亡,治此者宜鉴之。瘭疽甚多,手指生满,逐枚破去其脓立愈。谁谓江浙所无,吾乡呼为"惹肥"。多骨疽有二:其一因脓老而干,渐坚如骨而不能出，久则成漏疮，出之即愈，亦有患处高起，脓与细骨并出不已者；又一种患处坚硬，十年五载，不痛不溃者，古书谓受孕月内，六亲骨肉交合而成，此等不经之谈，污蔑后世，诚可痛恨！而无识之医轻信之，妄肆讥诮，覆盆之冤，谁为雪之？余谓胎无二受，其为骈、为品者，皆一受而成者也。此证实由流痰滞血，阻于腠理，日久坚硬，其坚如骨，痛则骨欲出也。亦有几出复生，数出而后已者，尚得而为胎里疾乎？智者不惑，斯可以为医矣。余治四人皆愈。

又云：红肿属血，心主血，若执诸疮痛痒皆属心火之说，而用泻心汤、内疏黄连汤诛伐无过，往往有内陷者矣。去其脓腐，为外科要务。富贵者畏痛不欲去，贫者秽恶异常，医家托言不可去，因而蔓延不救者多矣。

吴俗好鬼，自吾乡以及嘉、湖、苏、松、常、镇等处，凡家有病人，必先卜而后医，而卜者别有传授,信口胡言,辄云有鬼,令病家召巫祈祷,必用鸡数只,豕首数枚。一二枚至五六枚不等。若市罕此物,即牵活猪而截其头,惨不可言耳。祷而未愈,则频卜频祷,故有病未去而家产已倾者,有人已死而殓葬无资者。不量贫富,举国若狂。其祷毕之际,所备牲物,必使亲朋啖尽,若在富宦之家,则使仆婢啖之,故大嚼之徒,每有因此致病者。病必亦卜亦祷,遂至蔓延不已。习俗相沿,即号为绅士者,亦复为之,陋俗殆不易革。惟望长民者,严示卜人,凡占课但从《卜筮正宗》,不得擅用邪书,妄言鬼祟,即欲徇俗祈祷,准以素食为供,庶可全民命而惜物力,洵有司之惠政也。拭目俟之。

《避暑录话》云:士大夫于天下事,苟聪明自信,无不可为,惟医不可强。如圣散子方,初不见于世间方书,巢谷自言得之于异人,子瞻以谷奇侠而取其方,序以传世,天下以子瞻文章而信其言。事本不相因,而趋名者又至于忘性命而试其药,人之惑,盖至是也。

又云:蔡子因之妻服陷冰丹,而齿皆焦落。愚按:友人徐君亚枝之外姑,许丈亮耕室也,误服附子药一剂而齿尽落。禾中虞君梅亭患茎萎,医者不知其为湿热,而误认阳衰,与以雄蚕蛾而一齿陡折。

周公谨云:《和剂局方》乃当时精集诸家名方,凡经几名医之手,至提领以从官内臣参校,可谓精矣。然差舛之处不少,且以牛黄清心丸一方言之。凡用药二十九味,其间药味寒热讹杂,殊不可晓。尝见一名医云:此方止是前八味,至蒲黄而止,自干山药以后凡二十一味,乃补虚门中山芋丸,当时不知何故,误写在此方之后,因循不曾改正。凡此之类,贻误匪细。

杨素园大令云:余与半痴论膈证,谓噎必有物为梗,当有专治之药,能消其梗者,断非书中所云生地、当归等滋润之品所能治也。且余于此证,历考群言,均无定论,用药亦皆庸劣,惟戴人确有所见,但用药太峻,人不能从耳。至其病所由来,则必属于肝胆。试观患此证者,多忧思抑郁之人,或嗜酒之徒,是其故可思也。半痴颇不以为谬,命著一论,附诸《古今医案按选》之后。第愧学识浅陋,不能思一物以治之也。近竟得一方,以初生小鼠新瓦上焙干,研末,醇酒冲服。万举万全,真是奇方。因录寄半痴,流传于世。愚囊辑《古今医案按选》成,而大令于乙卯初夏过杭,为余评点。别去经年,忽于军务倥偬之际,不远千里,以此方附包封递来,其仁民之心,可谓切矣。

余近采简妙单方一帙,名《篷窗录验方》,又续采二卷,多医家宜备之药。可以应世,可以济贫。吾乡蒋生沐广文见而善之,已梓入汇刊经验方矣。

徐洄溪云:尝见一人头风痛甚,两目皆盲,遍求良医不效。有友人教以用十字路口及人家屋脚旁野苋菜,煎汤注壶内,塞住壶嘴，以双目就壶熏之。目渐见光，意得复明。愚谓此方药易而功奇，未入《录验方》，故附于此。考《本草》苋通九窍，其实主青盲明目，而苋字从"见"，益叹古圣取义之精。

吾乡许君辛木重订《外科正宗》，附自制消核膏一方，治瘰疬、乳核、流注，及各种结核。施送多年，甚著奇效，惟已溃者勿用。其方用制甘遂、红芽大戟各二两，白芥子八钱，麻黄四钱，生南星、姜制半夏、僵蚕、藤黄、朴硝各一两六钱。凡九味，以麻油一斤，先入甘遂、南星、半夏，熬枯捞出；次下大戟，三下麻黄、僵蚕，四下白芥子，五下藤黄，逐次熬枯，先后捞出；六下朴硝，熬至不爆，用绢将油沥净；再下锅熬滚，徐投入炒透东丹搅匀。丹之多少，以膏之老嫩为度，夏宜稍老，冬宜稍嫩。膏成，乘热倾冷水盆内，扯拨数十次，以去火毒，即可摊贴，宜厚勿薄。且云膏之老嫩，各有所宜。凡溃疡诸证，膏勿太嫩，总宜贴之即粘，揭之易落为度。摊勿过厚，嫩而过厚，则揭时非带脱皮肉，即粘住皮肉。凡寻常热疖，本可无疤，而或生妒肉，或如蟢镜者，非粘伤其肉，即膏药之过也。独消核膏宜稍嫩，但令贴时勿烊塌而已。摊时须极厚，盖此膏本以代敷药，嫩而厚则药气沉浸酝郁而能深入，又皮肉如常带脱，无虑粘住，可洗也。即煎膏亦有法度，药物坚脆不同，若一同投入，则脆者先枯，其势欲燃，不得不一同捞出，然坚者实未熬透，虽铢两较重，而味终未出也。如消核膏，甘遂、南星、半夏最坚，故先下；大戟次之；麻黄、僵蚕更脆，故又次之；白芥爆油，又次之；藤黄多液少渣，又次之；朴硝无质，故最后下。凡煎他膏，亦当如此。愚谓凡结核多挟痰，故许君以控涎丹为君，而加行气散结为佐，宜乎施之辄效也。至所论膏之老嫩厚薄，及药物之坚脆，分落锅之先后，尤为用法者之所当知。惜未有人道及，故亟录之。

萧山郁龙士《瑶史》云：到瘴疠之乡，一不可吃冷物，凡蛊毒皆下于冷物也；二不可近女色；三不可过饱，饥则可治，饱则不可治也。若瘴气来，鼻闻异香，宜即卧地，口含土，即不受矣。又广中溪水不可饮，因山多铁梨，其叶落于山水中，渍之极毒。又多孔雀，其粪甚毒，惟开土掘泉为妙，左江至英德一路皆然。铁梨器用放热物受毒，误食即生痈疽。愚谓食无求饱，乃养生却疾第一方。应休琏诗云"量腹节所受"是也。"强饭"二字，最为无理。世人因此致命者甚多，岂独瘴乡所忌哉！

《认字测》八十一篇，关中周子夫宇著，以八十一字为题。阅其认"寿"字云：理寿莫如口，其说备于《易》之颐。颐者，养也。颐贞得养，得养斯寿，乃其归在慎言语，节饮食。言语能慎而出，饮食能节而入，颐贞莫如斯，理寿莫如斯矣。

芦萉可代粮救荒。《膳夫经》云：贫窭之家，与盐、饭皆行，号为"三白"。

《瑶史》又载治梦遗方：临睡时以朴硝些须放手心内，用唾调和，将龟头一擦，甚验。

蔬中之葱，功能甚广。跌打金疮，皆为圣药。其性与蜜相反，而外治藉其相济，更多神妙。凡痈疽初起，及热结肿痛、痞积诸病，涂之辄效。从此引伸触类，可得用药之巧。

芦菔之功，先曾祖《随笔》中已发明之矣。冬时采其叶，悬挂树上，或摊屋瓦上，至立春前一日收入瓮中，藏固；如不干燥，收挂屋内，候极燥入瓮。凡一切喉症，洗净浓煎，覆杯立已。并治时行、客感、斑疹、疟痢，及饮食停滞、胀、泻，痔、疸、痞满诸证，无不神效。价廉功敏，极宜备之。又《瀛寰志略》云：佛郎西芦菔造糖，味同蔗。惜未传其法也。

海蜇，妙药也。宣气化瘀，消痰行食，而不伤正气。以经盐、矾所制，入煎剂虽须漂净，而软坚开结之勋则固在也。故哮喘、胸痞、腹痛、癥瘕、胀满、便秘、滞下、痄、疸等病，皆可量用。虽宜下之证，而体质柔脆，不能率投硝、黄者，余辄重用，而随机佐以枳、朴之类，无不默收敏效。晋三先生但言协地粟以清肝热，岂足以尽其能哉！

余偶患睛赤肿疼，而素畏服药，亟以朴硝一味泡茶，乘热熏洗，日数作，不日瘥。夫硝善涤垢浊，乘热则风、火、湿、热诸邪皆可清散。凡水乡农人，多患脚气，俗名大脚风，又名沙木腿，一肿不消，与寻常脚气发过肿消者迥殊，治之辄无效。此因伤络瘀凝，气亦阻痹，风、湿、热杂合之邪，袭入而不能出也。故病起必胯间结核而痛，憎寒发热，而渐以下行至足。初起宜亟用葱白杵烂，和蜜罨胯核痛处；浓煎海蜇、地粟二物，无地粟时以芦菔代。俟海蜇化尽，取汤吞当归龙荟丸三钱，俾即消散为妙。若已成者，以川黄柏一斤，酒炒研末，海蜇一斤，勿漂，煎烊，加葱须自然汁和匀，泛丸如绿豆大，茅根汤日送三钱；外用杉木刨花煎浓汤，入朴硝一两频洗，日以蓝布浸盐卤束之。以①盐卤善清湿热、散风毒，凡洗鹅掌风、脚气并良也。忌一切辛热发物，尤忌蚕蛹。如此治愈数人矣。

次女定宜十四岁，患左腿足赤痛微肿，初不以为病也，既而时作，余令以黄柏研末，水泛丸，淡盐汤下，日一钱，服匝月而刈其根。舍弟季杰之妾，患带下如注，余知其肝热素炽也，亦令服此丸，日三钱，月余果愈。以此类推，不但药贵精而不贵多，并不贵贵也。故详录之。

营虚气夺，脉微欲绝者，仲圣主炙甘草汤以复其脉，故此方又名复脉汤，夫人而知之者。若客邪深入，气机痹塞，脉道不能流通，而按之不见者，名曰伏脉，此为实证，与绝脉判若天渊。苟遇伏脉而不亟从宣通开泄之始，则脉亦伏而渐绝矣。但此为邪闭之绝，彼为元竭之绝，不可同日

---

① 盐卤束之，以：原脱，据抄本补。

而语也。闻一人素患脚气，今秋发之甚剧，兼有寒热、气逆、面浮等证，医切其脉，沉伏难寻，以为年逾五十，宿恙时发，脉已欲绝，遂进炙甘草汤，冀复其脉，越日视之，果脉绝将死矣。或称其脉法精而善用古方，以告于余。因询其二便通乎？曰：否。嘻，此邪闭而脉伏也。大实之候，误作虚治，滋腻妄投，径尔塞杀。死于病乎？死于药乎？可哀也已。

今年夏仲，仁和胡次瑶学博过访，云其从女适朱仲和茂才六令弟者，患肝胃痛，朱以省垣军名手，为求乩方与服，大率多香燥伐肝之品，数服径死。何耶？余曰：肝胃痛亦有虚、实、寒、热之分，令侄爱想是阴虚血少之病。因检甲寅治徐君亚枝令媳案示之，胡始悟为药误。又云：沈少莲孝廉七令弟，患两腿酸软，频饵鸡血藤膏，忽一日精流不止而亡。此曷故也？余曰：鸡血藤膏性热善走，专祛风湿而行瘀滞，沈乃瘦弱阴亏之质，此腿恙必肝肾之虚,治宜滋潜濡养,而误服燥热之品,故有此变,是阴精悉为迫逐也。又云:余杭唐听江进士患疝,医投温补法,附子服至一两二钱,驯致二便不行,饮食碍进,复重用麝香等药,以开关格,而便不能通,乃至粪从口吐,狂叫而死。抑又何欤?余曰:昔唐设帐于会垣陈君雪舫家,余尝切其脉,亦属阴虚之体,此疝必非实病,亦非寒证,但宜温养少阴、清舒厥阴为治,而率投刚烈香散,已属非宜,况服之过多,则阴液尽劫,风火上腾,肠胃受燎原之焚,而失传导之职,颠倒反覆,故粪从口出,狂叫以死也。胡云:君盍笔此于书,以为世人惑鬼神、饵成药、喜温补之戒乎?余遂录之。

山妻将娩,已见红矣,胎忽上冲作呕。黍夜事急,余以酱油和开水一盏①与服,咸能润下,果入口即安。

---

① 盏:原作"钱",据抄本改。

归砚录卷三

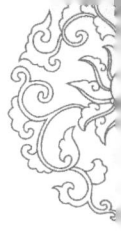

海昌王士雄孟英原著
鄞县曹炳章赤电校刊

汉军王爵字大封,博通今古,不求进取,而工医,能起死回生,危疾遇之罔不活。某军有大贵人,举家数百口皆疫,疫且将死,延之治。王逐一视脉,投剂皆立起。惟贵人不与疗,强之再,乃开方,大书云:砒霜三钱,火酒四两,煎服。贵人愕然,谓之曰:若是者不速死耶?王正色曰:若贵人者,不速死何俟?贵人曰:我何罪而至是耶?王曰:贵人身为大臣,不思致君泽民,乃以货利为心,横求苛索,八旗军士,痛恨入骨,一旦圣明知之,赐死西市,身首异处,家财籍没,妻孥入官,不若速饮余之砒酒,庶几完其头领,保全家口。此真良药也,宁以为毒而却之乎?于是贵人悚然受教，卒改其行。江阴陈定九《留溪外传》。

郡中朱姓，素有饮癖，在左胁下，发则胀痛呕吐。始发甚轻，医者每以补剂疗之，发益勤而甚。余戒之曰：此饮癖也，患者甚多。惟以消饮通气为主。断不可用温补，补则成坚癖，不可治矣。不信也。后因有郁结之事，其病大发，痛极呕逆，神疲力倦，医者乃大进参、附，热气上冲，痰饮闭塞，其痛加剧，肢冷脉微，医者益加参、附，助其闭塞。饮药一口，如刀箭攒心，哀求免服。妻子环跪泣求曰：名医四人合议立方，岂有谬误？人参如此贵重，岂有不效？朱曰：我岂不欲生？此药实不能受，使我少缓痛苦，死亦甘心耳？必欲使我痛极而死，亦命也。勉饮其半，火沸痰壅，呼号宛转而绝。大凡富贵人之死，大半皆然，但不若是之甚耳。要知中病之药，不必入口而知，闻其气即喜乐而欲饮；若不中病之药，闻其气则厌恶之。故服药而勉强若难者，皆与病相违者也。《内经》云：临病人问所便。此真治病之妙诀也。若《孟子》云：药不瞑眩，厥疾不瘳。此乃指攻邪破积而言，非一例也。余编《洄溪医案》，吾乡蒋寅昉大理欲以付梓，嘱友人缮清本，漏此一条，迨刻竣始知之，不便补镌，故录于此。又按：此人饮癖，亦素因肝热内炽而成，与中气虚寒饮停，宜温药和之者，症候迥别也。所云中病与否，闻气即知，最为有理。曩省中顾肇和大令室患暑，医者以其产后而泥用肉桂，病者闻之甚畏，坚不肯服，家人再四劝饮，遂致不救。不但药也，食物亦然。余性畏闻冬春饭气，故食之辄病。

邻人顾姓者，因少年勤内事，头皮血出如汗。此肝肾之火逆上，因血热甚，所以从发窍直出。盖汗乃血之液，从气化白。经有肌衄一条，因气散不能从化，故肌肤汗血。此证非气不能化，化亦不及也。与甘露饮而瘥。

章御臣屡梦白人，持刀自割其头，至流血，即惊醒，渐至闭目即梦，众医莫措。松江沈鲁珍治之，曰：寐而见白人者，肺虚也。以独参汤，每剂一两，服之而愈。

当湖汪希生内政，中年时每食猪肉即

体战栗,屡医不效。嗣因他病服逍遥散数剂,而旧疾亦瘳。后与余谈及此事,并询其故。余谓《素问》云:诸禁鼓栗,皆属于火。此必肝胆素有郁热,猪肉乃动风之物,能引动其病,而不能开其郁,故食之即发。逍遥散乃开郁散火之剂,所以偶服得愈。愚按:钱塘吴君馥斋令正,每食猪肉少许,即腹痛气冲,神瞀如寐,必呕吐而始舒,如是者经年。余亦作厥阴郁热治,以雪羹吞当归龙荟丸而瘥。

余郡一人,项边忽痒,渐起白痕一条,相延渐欲至喉,痒不可忍。群医莫识。一方士以刀轻开其痕,出白虱甚多而愈。曰:此虱瘤之类。凡皮内作痒,或起痕、或高起,皆其症也。

杭州周南溪,年三十余,体壮畏热,饮冷贪凉,至仲秋忽两腿筋脉掣痛,数日后牵掣至两臂,又数日手指一动即周身筋脉掣痛而绝,诸治不效。余脉之弦而急,弦为饮,急为寒,乃寒湿生痰,流入筋隧也。

以半夏、茯苓各三钱,白芥子二钱,橘皮、木瓜各一钱五分,干姜一钱,生姜三片,煎送控涎丹一钱。服后手指可动,再服手足不复牵掣,改与六君子汤善后而愈。以上秀水沈岷源《奇证汇》。

湖州汤荣光解元,世业伤科,接骨有奇效。其家佣者采桑于树,树折坠地,腹著枯桩而破,人即昏晕。汤闻之,令徒携药敷治。徒视疮口二寸余,已透膜,内系红肉,不见肠,故①以线缝之,而形似口张不能合。徒以告汤,自往视之,果然,乃令舁归。佣少醒,复饮以药酒,使不知痛楚,随用刀割伤口使宽,以铁钩钩膜内红肉出,则其大如掌,乃宿患之痞母也。始如法敷治疮口而愈,宿疾顿除。

一富翁倾跌伤臂,骱脱,护痛不许人动摇,人皆技窘。汤令患者向隅立,卒取冷水泼其项。患者陡作寒噤,即乘势将臂一把,骨随入骱,愈矣。

---

① 故:归砚草堂本作"欲"。

一人因跌而脊骨脱骱者,下节错向内,无可著手。汤令其家密备栲栳①一只,中安绵絮,置于旁,扶患者环柱走,走乏,卒推置栲栳间,上身直而下身弯环,所脱脊骨稍凸出,遂以按入而愈。愚谓此等手法心思,非凡庸所及,苟能触类而通,则自无难题矣。以上《星甫野语》。

吕氏妇病两旬,延余视之。甫入室,病人裸衣而卧,神色不清,犹自披被掩其胸,非热证神昏矣。及按脉,细而无神,目瞪内烦,咽痛不能容汤水,身冷如冰,汗出如洗。余思仲景云:大寒反汗出,身必冷如冰,咽痛目瞪者,龙雷之火上炎也。用熟地一两,桂、附各一钱,菊花三钱。煎成,冷水浸凉服之,诸病如失,即索粥饮,次日再一服,随以大补之药十余帖而安。愚按:大寒反汗出,乃阴盛格阳于外也,故身冷如冰;咽痛目瞪者,阳戴于上也。凡格阳、戴阳,皆是虚阳外越,所谓内真寒而外

---

① 栲栳:以柳条编制的圆形盛物器。

假热,故可以桂、附引之内潜,不可误谓龙雷之火上炎也。夫春分龙见而雷乃发声,秋分龙蛰而雷乃收声。是龙雷之火,必炎于阳盛之时。人身一小天地,肝为角木,震为雷,龙雷之火即肝火也。必肾阴虚者,肝阳始炽,致生龙雷火上炎诸症。治宜壮水制火,设昧此义,而妄援引火归元之说,不啻抱薪救火矣。古书辨别不清,贻误非浅。惟叶天士先生《景岳发挥》、何西池先生《医碥》,发明最畅,学者所当究心也。舍弟仲韶,于乙卯新秋陡患洞泻,数行即浑身汗出如洗,惙惙一息。夤夜速余往视,脉亦沉细,身凉不热,宛似虚寒之证,惟苔色黄腻,小溲全无,乃湿热病也。与桂苓甘露饮,一剂而瘳。附录于此,以便互勘。

友人洪岳山,用仙人杖炭与煅牛齿等分研末,柏子内青油调,以箍脓甚效。后余治一肝郁为病,中脘胀滞作痛,腹渐大,欲成胀病。治以宣利疏养之法,二十余剂，腹中已觉宽畅，惟大腹仍空阜不瘥。思索再四，于原方加入仙人杖数寸，一剂果平。盖嫩竹出土自枯，取其自然之性，遂合病机，而收捷效。愚谓方药主治，皆可借用。有人因劳力后季胁作痛，诸药不愈，而问治于余，适徐君亚枝有保胎神佑丸寄送，余遂以三钱与之，竟尔霍然。继有因踢伤而腹痛时作者来乞药，亦用此丸一服，果下黑矢而平。

道光丁亥秋季，病寒热者中脘俱结块如覆碗，投以泻心、陷胸皆不效，死者不少。因阅《外台秘要》，载有增损理中丸方，主治纤毫不爽，余用以治此证，无不立应。间有一时不能消，仍作丸服以刈根株。凡余所治，其最剧者陕人王姓，群医杂治两旬，邪块较大，按之甚痛，四肢逆冷，形萎面青，齿枯，舌干无津，大便旬余不解，脉弱欲伏。余谓邪气搏结中宫，正气津气几已消涸，即师其法，用东洋参、白术各二钱，黄连、干姜各五分，牡蛎五钱，花粉三钱，枳实一钱五分，元明粉三钱。服后便行，块即渐减，脉亦稍起，四肢略温，仍以是方加减，十余剂而痊。

陈氏妇盛夏病霍乱吐泻，腹中疗痛，四肢厥冷，冷汗溱溱，转筋戴眼，烦躁大渴，喜冷饮，饮已即吐，六脉皆伏。余曰：虽霍乱，实脏厥也。《经》云：大气入脏，腹痛下注，可以致死，不可以致生。速宜救阳为急，迟则肾阳绝矣。以四逆汤：姜、附各三钱，炙甘草、吴萸各一钱，木瓜四钱，煎成冷服。日夜连服三剂，四肢始得全和，危象皆退，口渴反喜沸汤，寒象始露。即于方中佐以生津存液之品，两服而安。愚谓此案论证用药，皆有卓识，惟不言苔色，尚欠周详。其真谛在喜冷饮而饮已即吐，若能受冷饮者，即为内真热而外假寒矣。

倪姓患霍乱吐泻，审知始不作渴，四肢不逆，脉不沉细，一医用大顺散两帖，渐至于此。因见四逆，复加附子，脉证更剧。

余曰：此病一误再误，命将殆矣。若果属寒，投热自病已，今反四逆，脉转沉细欲伏，乃酿成热深厥深，与热邪传入厥阴者何异？即以竹叶石膏汤，人参易西洋参，加黄连、滑石，两剂而愈。同时有陆姓患此，医用回阳之剂，日夜兼进，厥逆烦躁日增，病人欲得冷水，禁绝不与，甚至病者自起拾地上痰涎以解渴，迁延旬日而死。噫，即使真属阴寒，阳回躁渴如是，热药之性，郁而无主，以凉药和之，病亦立起。不学无术，曷胜浩叹！

张氏女夏月患霍乱，医用姜、附、藿、朴、茱、连等药，呕吐虽止，腹痛不已，而痢五色。至第八日，始延余诊。两目罩翳，唇红舌绛，胸膈烦悗，口渴引饮，脉细数，沉部有力。是暑秽之毒，扰乱中宫而病霍乱，苦热虽可开郁止呕，毕竟反助邪势，致变五色毒痢。此暑毒尚不甚重，而兼湿邪，故仅变五色痢。若无湿而暑毒内盛者，服姜、附即不可救矣。与子和桂苓甘露饮加黄连、银花、黑豆，两服翳退，而诸恙递减，胃亦稍苏，因畏药不肯再服。余谓余邪未净，留而不去，戕害脏腑，必转他病。乃与三豆汤加甘草代茶，频饮而愈。以上慈溪童栻庐存心稿。童为吴浩然及门，可谓青出于蓝矣。且知霍乱有阴阳二证，更非近人所能及，惜余未见其人也。

　　槜李陆集园，治寒湿暴侵，咳嗽不止，用猪肺管一条，入去节麻黄二三分，两头以线扎紧，配以杏、菀、橘、枳、苏子等品煎服，甚有巧思。

　　王燮庵乃郎痉病，角弓反张，儿医不能治。王自用当归四逆汤，一服汗解，亦可谓善读仲景圣书矣。然此必太阳风寒之邪，因血分不足而内犯厥阴，故宜此方，非凡痉皆宜此方也。

　　一成衣患三疟数年，继又痢下，后周身浮肿，待死而已。忽得一方，用新鲜楝树上蕈一枚，切碎煮熟，连汤淡①服，一啜而三恙悉瘥。

---

① 淡：疑为"啖"之讹。

王燮庵幼时，痧后食酸太多，咳呛不止，年余骨立，五心烦热，已近童劳。一人教于每日黎明，以头窠鸡子一枚，打千余下，入盐少许，沸汤瀹服，百日而瘥。

黄氏妇崩血不止，大便泄泻，半身痹痛。余脉之，右濡左浮弦略数，知其脾有积湿，肝有郁热，因外风内陷，入肠胃则泄，入血室则崩，窜络则痛也。与旋复花汤加归须、桃仁、柏子仁润血和络，川芎、神曲以化湿，芩、防坚营散风，五服而三恙痊愈。以上吴门薛瘦吟《医赘二笔》。

常州伍某素壮健，方啖饭，忽呼痛倒地，云胸膈如刀割，群医莫解。越三日，恹恹待毙矣。一老人过问病人，令磨陈墨汁与啜，痛立止，病如失。因问此何证？曰：记少时邻人患病类此，一老医以此法治之而愈，谓误食天丝毒也。想墨汁无害，故令试之，不料其果合耳。

固始有人于元旦食汤圆讫，方出门贺岁，忽腹如火烧，痛不可忍，晕绝仆地，移时稍苏，而号痛声彻四邻。延医诊视，皆云脉细如丝，痛极脉多细伏。不治。越日门外来一丐僧，家人辞以有病，僧云何不问我，家人苦无策，始令诊视。僧一望即曰：是误食蛇精也。于破囊中取药丸一粒，以水研灌。移时病者起，呕如雀卵者数枚。僧曰未也，复呕秽狼藉，出一物如鸡子大，僧曰是矣。剖试乃血裹中蟠一小蛇，见人遽动作势上下。病已若失，举家惊服。叩其所以，云多年陈谷，蛇交其上，余沥粘著，误入腹中，乃成此物，少停即洞胸腹出矣。僧径裹蛇而去。愚谓二证皆不易识。大凡腹中卒然大痛，在饮食后而无别证可凭者，无非中毒也。重用玉枢丹研灌，似亦有效。

海州刘氏子，五岁出痘，遍体疙瘩，大如瓯，凡三四十枚，医皆不识。一老妪见之曰：此包痘也。吾所见并此而二，决无他虞。六七日疙瘩悉破，内如榴子，层层灌浆皆满，真从来未睹者。痘书充栋，亦未道及。可见医理渊微,即此一门,已难测识矣。以上武进汤芷卿《翼駉稗编》。

一妇免①身后,脬肠内损,积秽碍塞,清浊混淆,而大小溲易位而出。以生黄丝绢、黄蜡、白及、明矾、琥珀,锉末水丸,猪脬一具煎汤下,即愈。

一人无故舌出于口寸余,或以巴豆烟熏之,饮以清心脾之药,不效。余取鸡冠血涂之,使人持铜钲立其后,卒掷于地,声大而腾,病者愕顾,视其舌已收矣。或请其故。曰:无他,舌为心苗,心主血,用从其类也。必鸡冠者,清高之分,精华所聚;掷钲于地者,惊气先入心,治其原也。

富人冯氏者,寒热如疟,溲溺闭塞,少腹隐痛,汗出淋漓,医以为瘵,频服补剂,日益憔悴。余切其脉细,重按之沉紧而实。曰:此有积瘀,而成小肠痈,于法当下。咸谓病久尪羸,下恐有害,且素逸处,安有积瘀?余曰:论脉如是,可询病者,曾

---

① 免:通"娩"。

持重物否？其人以告病者，初不省，既而曰：一月前曾①携锸方出，遭客至，匆遽复入，越日而寒热作，得毋是耶？药已遍尝而病不去，盍从其治。遂用桃仁承气汤，捣土牛膝根汁和服。次日腹下痛如刀割，瘀血从溲溺出。如是数次，痛方已，病寻愈。

余视疾以之至先后为序，一日于众中瞥见一人，额端已起白色，急呼前，问所患。曰：臂有微肿。视之，仅一小疱。因潜谓同来者曰：此白刃疔，色已见额，可速归，危在顷刻矣。其人方出门，面部色渐趋口角，未至家而死。

有仆足跟肿，终日奇痒。余曰：此虱瘤也。破之，出黑白虱数百，痒止肿亦退。

一人患时疫，发狂谵语，若有物凭之，曰：不飨我，当取汝手骨。已而十指软堕如肠。余曰：是谓筋解，实痿证也。古人治痿独取阳明，脾主四肢，表里相应，投以

---

① 曾：原作"会"，繁体形近致误，据文义改。

桂枝白虎汤,神识顿清,手指无恙。

潘氏子肋下肿溃,窜孔甚巨,孔中作声,如婴儿啜泣。余曰:是名渊疽,法不得治。其母哀请曰:是子少孤,婚又未久,一脉之传,惟此而已。余闻之恻然。乃曰:但善调摄,更量力以行阴德,万分一得不死,专事医药,不足恃也。母子唯唯受教。余乃日夜属思,以谓证属大虚,固当补益,但疽孔作声,则内膜已破,气从旁出矣。非护其膜,补亦徒施。以人参、白术、乌梅炭、白及、白蜡①、象牙屑、猪脊髓和为丸,令日三服,以固气;仍捣诸药,益以生肌之品,制若糊饼,塞疽口,丝绵裹青铅罨其外,大膏药盖之,阔布缠缚其体,三日一易;复用参脉六味加龙、蛎等品,煎汁饮之。如是二十余日,其声渐除,三月余而口敛。余初经治,不望其果奏效也。

镇洋郑秀才颈下出水,涓涓不绝,已数年矣。医谓串沥。余视之,溃口三四,

---

① 白蜡:此后归砚草堂本有"黄蜡"2字。

皆甚深奥,曰:此古所谓蚁瘘也。用穿山甲炙存性研敷,果瘳。

有食阿芙蓉者,遍体发疱,痛痒交作,抑搔肤脱,终日昏聩,言语诞妄。余曰:此中毒之最盛者,寻常解法,恐不及济。用朱砂一两,与琥珀同研末,犀角磨汁,和三豆汤进之。神志顿清,而遍身无皮,痛不可忍,复磨石菖蒲、绿豆粉如尘粘席,乃得安卧,不半月愈。

一妇患三疟年余,忽转身发疮,大皆如钱,疡医治久转剧,饮食不进。余曰:此伏邪走泄为疮,三阴无恙矣,不可作疮治,而以寒凉伤胃也。以四君子加芪、归、白芷,数服即愈。以上吴江陈梦琴案。

昔在海门,有同事樊姓者,肩上患痈,医进荆防败毒散而寒热大作;又进仙方活命饮、外敷三黄散四五日,侠脊焮肿作痛,红晕满背,脊间高如覆碗;又饮内疏黄连汤、外涂铁箍等散,更日服蜡矾丸,至十朝黑陷,声嘶呕恶,汤水亦不能沾,十一朝昏晕不苏。前医皆云毒盛无可挽回,招之不至矣。有故游击杨公朝栋之孙,忘其名,善治痈疽,因不识字,人皆轻之。樊证濒危,不得已邀彼来视。笑曰:此非阴证,被寒凉遏抑所致。用吾药而患处能高起者,尚可救。乃出药敷疮上,越日果高起。杨复视曰:能从吾言,此疾可生。第一不许服药,第二不许忌口。缘现在粒米不进,必停药三日,使胃中宿药渐消,自能进食。虽不识字,而有如此见解,识字人皆当羞死。嘻,世之见病人不食,而强灌以药者宜鉴之。既能食,正宜投其所好,岂可强禁其口,而再绝其胃气哉?通人之论。如此则百二十日可以收功。后竟如其言而愈。至其所用之药,留心揣测,终莫能识。然此证若于初起时,内以点舌丹汗之,顶上以蟾酥丸或白降丹泄其毒,使有出路,必无①横溃决裂之祸。寒凉日进而胃闭不纳,蜡矾频服而声嘶作呕,酿成败证。设无杨公,人亦但知其死于病,

---

① 必无:此后归砚草堂本有"发背之患,乃遏抑之而郁火愈炽,犹障水使无去路,必有"22字。

恶知其死于药乎？举世梦梦，良可深悼。

壬寅，余在海门之东昌镇。有徐姓者，患胸铄，腐肉上至顶，下至颈，左右至两耳，医不能治。余悯其贫，为设法瘥之。并不服药，凡百四十余日而收功。此开手第一证也，由是求治者踵门不绝。余初亦未知不服药可愈病，因目击杨公之法，而私淑其意，治之果应。始悟世之外科，朝凉暮热，欺世盗名，杀人不可胜计，而无形迹可寻也。其始临证，则曰死证也，或他人治过之证，则曰前医误治，不可救矣。皆为日后邀功避谤之计耳，可叹也已。

余在海门，见沈氏司炊者患唇疔，自辰至午，口不能开，医投葱矾不能吞，用活命饮亦无济。易医屡进寒凉，遂硬肿至项，色白不变。最后一医砭肿处，出血筋一条，流血不止，知饥不能食，至三十一日而死。夫唇疔，急症也，色白无红，阴证也，发于手足阳明交会之所，误投寒凉克伐之药，内热为外寒所束可知。若初起时刺委中及阳明诸穴出黑血,进点舌丹汗之,外涂蟾酥,或有可救。惜诸医皆不知之。不然急症安能延至一月余之久？人不知死于药也,哀哉！

癸丑四月,桐乡屠甸镇张德祥令正,年八十一岁,患脑铄,医者皆云必死。余视之,疮已溃烂不堪,不卧者二十三日,不饮食者五日,平素体肥,肌已削尽,两耳绝不闻声,脉象弦数。性不喜药,一病至此,亦未尝一药也。诸医皆谓不服药以至于是,余谓溃败至此,尚可挽回者,幸未服药耳。但须从我言,行我法,则五六十日可以收功。盖疮口已深,须开一孔泄其脓血。若不从我言,则下延及喉,虽有神丹,不可救矣。病家唯唯。遂开一孔,去黑血盏许,脓亦相等。明日头重如失,两耳能听,且进粥碗许。越五日复视,腐肉下半脱尽,新肉已生,细视上半黑处,尚未全死,用物挑起其皮,入药于内,令其每日抽换,果得粘连。凡九十日痊愈。其满头之发皆白，而烂处复生之肉，新发皆黑。此人至今尚健，益信享高年者，不必服丸散也。嗣有某等十余人，余悉治愈。是此证并无死法。曩上海望族王辑庭之嗣君，年六十一岁，患此证。素识医者谓曰：少忍痛，当为去之。不听，逾旬渐大，适道署延苏州陈某治疾，乃赫赫一时者，遂请视之。进以人参、鹿茸等药，疮势已甚，犹曰未也，乃杀鸡煎汤，煮药以进，一服而口眼皆合，头重如山，证随以败。凡富贵之家，死于此者甚多。始则畏少痛而逆忠言，继则慕虚名而受惨祸。非死于病，实死于医。愿天下人少察狂瞽之言，毋蹈前车之覆。

发背之极大者①，平湖郭湘屏②，始医者犀角、黄连，致成黑陷，后医者投桂、附而作淋渴，饮食不进。或断三日，或断一旬，更医数辈，技穷莫措。令郎肖屏茂才求余往视。彼问曰：曾见此大证乎？余实

---

① 者：此后归砚草堂本有"所谓竟体发也"6字。
② 屏：此后归砚草堂本有"患此证"3字。

未尝见如许大证,欲安其心,慰之曰:吾所见有大于此者,不足畏也。为取去腐肉两碗许,病者即觉如释重负。其子请用十全大补,余晓之曰:尊翁之所以绝粒者,正坐补拓之故,胸次宿药未消,今再峻补,生机绝也。俟三日后,宿药消尽,胃气自苏。此证本由湿热郁蒸而成,痈疽大抵皆尔,若绝虚,不过劳损而已,何致患疮①?盖疡所以最忌温补攻②虐,亦勿寒凉遏抑。寒凉以遏之,温补以锢之,宜其滋蔓日甚也。今惟导赤散驱其湿热下行,至溺清则止。不刊之论。越五日复视,已能自起,在床沿叩谢救命。凡百八十余日而痊愈。在百日之间,曾患牙疳,与竹叶石膏汤而安。其人至今尚在。设依立斋上渴下淋而用十全、八味,安有生理?陈良甫云:既溃,一毫冷药不可进,其可泥乎?

斜桥苏氏妇,年二十四岁,患乳肿如悬瓠,溃处日流水,医治二百余日,略不见效。冬初求治于余,视其面色青瘦,微嗽

---

① 疮:归砚草堂本作"疡"。
② 攻:归砚草堂本作"助"。

唇红，音朗不嘶，寒热暮甚，日进粥两盏、饭半盏。所服之药，洋参、鳖甲、丹皮之类，皆云疮劳已成，不过苟延时日也。余知其因循误药致此，以纸拈入药于疮孔，嘱到家自为抽换。妇云：胃气不佳，求赐一方。余曰：汝误药至此，尚不悟耶？停药五日，胃自苏矣。又问究成劳否？余给之曰：后五日来，当赠汝妙药，决不成劳也。忻然而去。越五日来曰：奇哉，到家方暮，觉乳胀，抽去药线，出清脓碗许，是夜寒热顿减。近来抽换，日得清脓杯许，今不复如前肿硬矣。饭已可进两盏，固求赐方。余曰：煎剂费事，余有合就丸药，日服数钱可也。持去后，越旬复来曰：自服妙药，胃气胜于平时，惟脓水未净，月事未行，求一通经方。余见其肌肉丰润，两颊红晕，经已将至。若不与药，而另求内科通经，反恐误事，仍以前丸与之。后即痊愈受孕。其实两次所用之药，皆饭焦磨末，少加橘皮而丸也。余治六七年不愈之乳证，无不用药线刀针愈者，不胜仆数。即如此妇，若不插药，脓何由出？寒热何由止？胃气何由复？岂但疮劳而已，殆无生理矣。设不停药，肠胃津液被伐，必致绝粒。尝谓汉、唐方士，以金石杀人，赖高贤救止，而草木延年补益诸说，牢不可破，真医道设而枉死者多矣。窃怪今之医生劝人服药，吾不知其居心何为。或问：断为死证而得不死，何也？曰：医之所谓死证，彼自有死之之法耳。断为死证而竟死，昧者必诧其术之神，而医者亦诩其断之准，而自鸣得意。悲夫，业医者知此有几人哉？

张德祥令孙患行程蹇，多医不效。上至小腿，肿如瓠，气喘声嘶，不食者九日，烦躁恶近人，近则热不可当。多医聚讼，或决之立毙，或决之成废。邀余往，已暮，执烛视之，近烛则痛如锥刺。乃父恐余用刀，屡述群医之说。余晓之曰：汝不欲此子之生，余不敢言。既邀余来，是欲其生也,岂可随声附和、袖手旁观耶?今之外科皆乡愿也,抄写成方,虚应故事,并无真知灼见。更可恶者,造作疑似之言,簧惑病家,有如奸胥猾吏造案,虽皋陶听之,犹以为杀无可宥。要知脚跟之皮,厚于牛领,不能下溃,必至上穿足面,则不可救矣。言未已,病者曰:怪道数日来,骨缝锥痛难忍。其妻跪求请救,而一家数十口犹执不可。余曰:吾岂挟仇而欲害彼,若决之而毙,吾偿其命可也。众皆咋舌不敢言,遂决之,出脓半盏,敷贴已,余至外厅晚膳,未毕,内报熟睡矣。如之何?余曰:觉来要啜粥矣。既而果然。三日后吃饭,四十日收功。然人情畏痛苟安者多,故庸医之言易于入耳。病无去路,上①溃足面,腐及内外踝,而迁延以死者,比比也。

屠甸镇王某,先患疔毒,旋生背疽,高肿不红,医巫术尽,家破而病日剧。延余往视,肌肉全消,面无人色,脉至断续如

———

① 上:此前归砚草堂本有"每至"2字。

丝，按其疮，虚软漫肿无红，证已七十六日矣。流泪被面，声言救命，音细如蜂，深堪悯恻，殊难措手。合家痛哭，而求设法。余索其方视之，先则犀角、牛黄，继则参、芪、归、术之类，皆谓内有瘀血，虚不化脓也。余静坐筹思，七十余日之瘀血，既不化脓，亦不消散，乃脾胃被伐，气弱难溃，内肌尽腐，皮厚难穿，日久力穷，势濒于殆，若不决则必死。设决之而斯须毙命，又当如何？乃谓其父曰：此证内肉尽腐，外皮甚厚，脓无出路，以致背重如山，肌肉日消，而脓日多，势必消尽而后已。吾今筹一死里求生之法，汝可导我复视，其父从之。因细按其皮，略无薄隙可乘，不得已久按以乱之，卒然一刺，得脓四大碗，幸不毙命，随以粥食调之。越五日复视，已能披衣起坐矣。以上数证，皆所谓养痈为患也。古人原有刀针不可轻用之戒，盖为手法不精，或轻浅之证，及脓未成时而言也。以决之之法，诚不易易，即辨脓亦甚难，《脉诀》洪滑为脓成，而此证脉至如丝，刺脓至四大碗，脉岂可凭乎？然此证若诊于三十日内外，未始非洪滑也。惟医家误信补拓可使自溃，孰知欲拓其脓者，反能化肌肉以为脓，脓日多则气血日少，尚欲寻其洪滑之脉，安可得乎？千古明言，未经人道。与内科不先去病，而欲补正以托邪，遂致邪愈炽而正愈衰，其脉日渐细弱者同也。昧者犹訾刀针为蛮法。呜呼！此与谈性命而废武备，寇至不战，委而去之者，何以异耶？须知此脓不刺，必与此身同就木而已。余见如此毙命者，指不胜屈，故愤而为之，岂好为疡医哉！至腿上附骨疽，迁延补拓，而脓随身敛者，则尤多也。

一① 妇渊疽，脓蓄不溃，下至腰，前至

---

① 一：此前归砚草堂本尚有一案："一妇腰间肾俞穴肿起如覆碗，白而不红，软而不坚，酸而不痛。延至五月余，已历多医，或谓瘤，或谓气、谓湿、谓痰。幸其体强，为决去清脓碗许而痊。愚按：钱塘沈君悦亭令郎子莘茂才，神童也，患此证，无人敢决，以致不起。惜哉！"

胸，形容骨立，声细如蜂，头晕身热，不食。延逾半载，求治于余。余亦不能措手，实深惭愧。然此二证，皆误于补拓求溃，孰知终不可溃。元气未漓者，尚可决之求活；元气已漓者，脓必随身而殉。

一膀胱痈，胀痛求死，脓自小便而出。与八正散加琥珀、乳香、麝香而愈。

一男子小腿数日间全腐，疼痛难忍。与珠黄十宝而痛止腐脱。

一男子臂肿如腿，酸木而硬，医投消散如故。余与嵝峒丸二服，外敷解散之药于骱间，四面作脓而溃。此亦臂上附骨疽也。治不得法，即难收功。

一男子唇疔，既拔其一，复生其七。先用蟾酥丸，头面肿退，后用犀地加牛黄而愈。以上海昌管荣棠案。

壬子夏，余次子患干霍乱，身热不渴，舌燥无苔，六脉俱伏，痛在胃脘，连及胸胁，势甚汹涌。余与地浆一碗，势少定。少顷复作，因径投大承气汤一帖，其痛即下行之脐间，又一帖，痛又下行，伏于少腹右角，按之始痛，不按则与平人无异，起病至此，已历周时，思食甚急，乃与绿豆煮粥食之。食后一切如常，惟少腹右角按之仍有小块，隐隐作痛，遂重用当归、杞子、蒌仁，佐以桃仁、红花，少加牛膝以导之。服一时许，腹中汩汩有声，下紫黑血一块，约五寸许，而少腹之痛块若失。此病治法，原出一时臆见，然竟已获痊，特录出质之潜斋，不知以为何如？愚谓霍乱证，因于暑热者多，故感受稍重，极易入营分，古人刺以泄血，及内饮芫蔚汤、藕汁、童便，此所以治营分之邪也。杨公子舌燥无苔而不渴，痛又及胁，必平日偶有络伤未觉，乃邪遂乘隙而入也。承气之硝、黄，并是血药，气行则瘀降，故痛得渐下，迨块在痛未蠲，而知饥能食，益见气分之邪已廓，而血分之邪尚匿，无庸承气之直攻，改从濡化而曲导。操纵有法，余服其手眼之超。定州杨素园案。原附《王氏医案三编》评本。

归砚录卷四 半痴附案

海昌王士雄孟英原著
鄞县曹炳章赤电校刊

乙卯冬初,余挈眷回籍,卜邻居溪。秀水吕君慎庵邀余游新塍,视屠舜传之女适张氏者。据云病起产后,延已五年,久卧于床,势成瘫痪,广服补剂,迄不见功。及入室视之,病者尚着单衣,贴身仅铺草席,而窗户尽扃。因询畏热而喜暗乎?曰然。按脉弦而滑,执烛照之,面有赤色,苔甚黄腻。复询其胸闷气升乎?溲热易汗乎?亦曰然。且汛事仍行,饥不能食,耳鸣头晕,腿软痰多。病不在于血分,虽起自产后,而根株实不在是。细诘之,始云未嫁之前,宿有气升眩晕之疾,于今已十载矣。余曰是也。此固风阳内炽,搏液成痰之证,因娩而血大去,故发之较剧,医者不揣其本而齐其末，遂以为产后之虚，温补率投，升逆愈甚，下虚上实，致不能行。与清火降痰之剂而别。曰气得下趋，病可渐愈。后闻其西席钟君子安向慎庵云：服王药五帖，即能扶杖而出矣。

舜传之舅嫂，因用力拔针而患指痛，内外杂治，渐至痛遍一身，卧榻不起，食少形消。余诊之，脉细而数，口干舌绛。乃营阴大亏，无以营养筋骨。岂可因拔针起病，遂以为外伤而妄投燥烈之药乎？宜其病日以甚也。以集灵膏加减为方而愈。

谢君再华之室，偶患齿痛，日以加甚，至第五日，知余游武林，拉往视之，已呻吟欲绝，浑身肉颤，按脉不能准，问病不能答，苔色不能察，惟欲以冷物贴痛处。余谛思良久，令以淡盐汤下滋肾丸三钱；外以坎宫锭涂痛处，吴茱萸末醋调贴涌泉穴。次日复诊，已谈笑自若，如常作针黹矣。向余致谢曰：昨夜一饮即寐，而病如失，真仙丹也。余曰：昨日大窘，若非素知为肝阳内炽之体,几无措手。今火虽降,脉尚弦数,宜用滋潜善后。以一贯煎方,嘱其熬膏服之,遂不复发。

仁和邵位西枢部令爱字许子双司马为媳者,在都患心悸头晕,渐不起榻,驯致不能出语。旋杭,多医治之,佥以为虚,广服补剂,遂减餐少寐,频吐痰涎,畏风怕烦,溲短便闭,汛愆带盛,以为不能过冬至矣。适余游武林,赵君菊斋嘱其邀诊。脉象弦数而滑,面白唇红,目光炯炯而眉蹙,苔黄,羞明,乳裂,既非喑证,又非失音。强使出一二字,则艰涩异常,摇手点头,或以笔代口,且无妄见,亦非祟病。余谛审之,谓其必起于惊恐,而痰涎阻于窍隧。病者颔之。以起病时为一大瓶堕地,乍闻其声而一吓也。遂与清心肝胆胃之法,加舒络涤痰开郁之品。服后各恙渐减,眠食渐安。丙辰春,余复视之。仍卧于床,仍不出语。按钮氏《续觚剩》鼠魂一条,与此相似,彼特神其说耳。然余竟不能治之使语，殊深抱愧，录之以质高明。戊午季秋，复游武林往诊，尚如故。闻其仍服补剂，因力劝阻，而赠以清肺通络涤痰之品，制丸噙化。服至次年春仲，遍身发疹，频吐秽痰，语能渐出，乃蕴结外解，从此肃清，可期奏绩，初论尚不甚爽。

丙辰春初，余游梅泾，曹霭山茂才拉视其令郎之证。云起于往夏疟后，暮热鼻衄，善欠羞明，颈颊时酸，溲混有脚。先禀素弱，佥虑成劳，频服滋填，毫无寸效，久不起榻。及余诊之，脉软滑而微长，苔淡黄而不渴，仅能仰卧，反侧不能。曰：此非虚劳也，乃热伏阳明，是以机关不利，筋骨不束，而见以上诸证。幸衄血频流，小溲混浊，热气尚有宣泄，而人不甚枯削，以阳明为多气多血之经也。与生槐蕊、知、柏、芩、栀、白薇、花粉、茅根、茹、斛、丝瓜络等药，久服果渐愈。

里中张君雪沂令正，三十七岁。于乙巳年患经行腹痛，医进胶艾汤多剂，痛乃日盛，而加以呕吐，迄今十载，诸药备尝。迩年经至益频，痛势益剧，满床乱滚，声彻比邻。乞余诊之，脉弦滑而数。曰：巅痛、口渴乎？带多、腰痛乎？汛色紫黑乎？病者惊以为神，惨容为之一展。余谓雪沂曰：此证不但温燥腻补不可用，即四物汤亦在禁例。宜乎遍访女科，而竟无一效也。与芩、连、栀、胆、茹、柏、蒿、薇、乌贼、茅根、藕为剂，服至下月经行，即不吐，痛亦大减。此等药服逾半载，各恙悉蠲。

钱塘张君麓伯令郎韵梅茂才之室，自去年夏间娩后，虽不自乳，经亦未行。方疑其劳也，四月间患感，医进升散药，遂腹膨气逆，肢痉欲厥，或又疑其娠也。延余诊之，脉弦巅痛，乃营虚肝郁，微挟客邪，误投提表耳。以清解轻宣之品数剂而愈，继参养荣，月事亦至，人皆诧为神治，其实非大病也。

仁和胡次瑶教廉，北上未归，其令正于仲夏陡患肢麻昏晕，速余往视。面微红，音低神惫，睛微赤，舌苔微黄，足微冷，身微汗，胸微闷，脉微弦。乃本元素薄，谋虑萦思，心火上炎，内风随以上僭也。不可误以为痧闭，而妄投香燥辛散之品。以人参、龙、蛎、菖、连、石英、麦冬、小麦、竹叶、莲子心为方，两服而愈，寻与平补以善其后。

仁和戴君文叔令爱，年十二。患风斑睛赤，服升散药数帖，忽觉胸次不舒，饮食下咽即吐，时作时止，医皆莫措。六七日后，其作愈频，而有欲厥之势。其亲徐君乐亭，嘱延余诊。脉弦而数，夜不成眠，目赤未蠲，苔黄口苦。是发斑不由外感，乃稚质阴亏，风阳上越，助以温散，厥少陡升，肃降无权，因而吐逆。以连、柏、橘、半、栀、菀、茹、旋、海蜇，少加苏叶煎送当归龙荟丸。一剂知，二剂已。

桐乡冯诒斋广文，年二十七岁。自上年患疬，至今已十余枚，皆破而不敛，肌肉渐削，迨季夏渐形发热，而纳食阻膈，溲短便溏，气逆嗽痰，咽喉疼肿，诸医束手。秀水庄丈芝阶荐余诊之。脉数而左寸关兼弦大，是病由过扰心阳，兼伤谋虑，从前但从呆补，已成不治之证，近则吸受暑邪，犹日服滋填之剂，是以药造病也。而诒斋一见倾心，坚留数日。因谓其令兄静岩赞府曰：余仅许愈其新病也。以沙参、苡、斛、橘、半、蒿、薇、蛤壳、浮石、茯苓，煎吞香连丸。二剂而痛泻渐止，去香连加鳖甲。又二剂而热退，改用参、苓、橘、半、苡、蛎、石英、首乌、象牙屑、冬虫草等出入为方，卧时另制噙化丸，以肃上焦痰滞。服四帖，已能起榻，眠食皆安，余遂归。秋杪闻其没于奥①江外科家。少年博学，惜哉！余邮挽一联云："倾盖相知，讵成永决；著书未竟，遽赴修文。"知渠方注顾亭林先生《肇域志》而即病也。其夫人即于秋杪起患赤痢，延至次年春杪，证已濒危。适余游鸳湖，往视之。昼夜三四十行，汛断肌

---

① 奥：归砚草堂本作"吴"。

消，少腹素有聚瘕，跃跃而动，气冲胸下，绞痛难堪，仰不能眠，饥不能食，口干舌绛，五热溺无，头项汗频，音低色夺，脉来细数，右软尺空。是久积忧劳，兼伤哀痛。真阴素弱，岂可与常痢同观。以沙参、熟地、黄连、黄柏、白头翁、秦皮、冬虫夏草、枸杞、橘核、白薇，用藕、苡、燕窝煮汤煎药，服二十剂。余游瀛洲转禾复诊，脉和痢减，安谷能眠，痛止溺行，面有华色。改用人参、熟地、龟板、归身、黄连、黄柏、枸杞、白薇、薏苡、砂仁，以藕汤煎成，入阿胶烊服而愈。

项君香圃患赤痢濒危，其亲庄嵋仙少府拉余往视。脉细不饥，口干舌绛，形消色瘁，不寐溺无。禾中医者以其素耽曲蘗，辄进苦燥渗利之药，而不闻景岳云：酒之为害，阴虚者饮之，则伤阴也。况病因暑热，不夹湿邪，温燥过投，阴液有立涸之虞。余将旋里，为定西洋参、生地、甘草、银花、石斛、麦冬、生白芍、扁豆花、枳椇子、藕汁一方,冬瓜汤煎,令其恣服。次年春,余往禾候庄芝阶先生之疾,有一人来拜谢,面如重枣,素昧生平,甚讶之。嵋仙曰:即香圃也,面色素赤,上年因病危而色脱,故先生不识耳。承惠之方,服十余剂而愈,今又善饮如昔矣。

角里街怡昌烛铺苏妪,年已六旬。偶患腹痛,医谓寒也,进以热剂,痛渐剧而腹胀便闭,按之甚坚,又以为肠痈,攻之而愈痛,遂绝粒不眠,呼吸将绝。挽余视之,脉滑而数,舌绛苔黄,口臭溺无,热阻气也。以雪羹煎汤调益元散五钱徐灌之,即痛减气平。次日以雪羹汤送当归龙荟丸三钱,便行溺畅,随以轻清药数帖而瘥。

七月中旬,余游槜李归,道出梅泾,吕君慎庵拉视沈则甫令正之恙。两年前曾患带①下,嗣后便泻不已,今夏更剧,每晨尤甚,后又肠鸣,不饥不渴,畏热无汗,胸闷时呕,夜不成眠,形消色瘁,小溲通畅,

---

① 带:归砚草堂本作"滞"。

脉软微弦,经事渐稀。乃中虚木侮,生化无权,气久虚而血将涸矣。若刚燥则助风阳,滋腻更增滑溜,议砥柱中流,回狂澜而镇风轮。以潞党参、山药、石脂、余粮各三钱,茯苓、白芍各一钱五分,煨诃子、橘皮各一钱,牡蛎八钱,乌梅肉炭八分,酒炒黄柏六分,熟附子、炙甘草各五分,甘澜水煎陈米汤煮药使浓厚,徐徐细呷,俾留恋中宫,不致直下为法。迨八月下旬,在曹霭山茂才处晤则甫,云:前方服至四帖,病即愈,今已色华能食矣。因以诗什、芽茶为赠。次年冬,闻患寒热亡。

山妻怀孕四月,患间疟,腹痛便溏,汗多呕闷,乃痰气内滞,风暑外侵,脉滑而弦。与枳、桔、苏、连、柴、芩、菖、夏,三剂而瘳。大女馥宜患微寒热炽,每发于夜,汛不当期而至,口渴便闭,目眩多汗,米饮不沾,暑热为疟也,脉洪数。以知、芩、橘、半、蒿、薇、鲜斛、元参、栀子、花粉,服六剂而热减大半;去蒿、半,加西洋参、麦冬、竹茹、枇杷叶,又六剂而便行疟止;随去元参、鲜斛,加归身调之而愈。季杰弟篷室之疟,日轻夜重,少腹觉有块,上冲则呕嗽并作,杳不进谷。余游禾归,已交八日矣。脉软以涩,是肝郁于内,暑侵其外也。用芩、夏、翘、滑、葛①、蛤、苏、连、旋、橘、丝瓜络,服六帖,诸恙霍然,随与清养善后。仲秋二十八日,余游濮院归。是夜又陡患霍乱,腹痛异常。余起诊其脉,细数而弦,肢冷畏寒,盖覆甚厚,询其口不渴,而泻亦不热,惟小溲全无,吐者极苦,舌色甚赤,乃新凉束暑也。玉枢丹、绛雪灌之皆不受,泻至四五次,始觉渐热而口大渴,仍不受饮,语言微謇。余令捣生藕汁徐灌之,渐能受,随以芩、连、苡、楝、栀、斛、桑叶煎服,痛即减,吐泻亦止。次日知饥,略受食,神惫已极,筋络酸疼,与清养法而瘥。

碛石镇蒋寅昉大理令正,久患少腹聚气,时或上冲于胸而为脘痛,时或下坠而

---

① 葛:此前归砚草堂本有"菖"字。

为腿肿,带多汛速,腹胀胸闷,口腻不渴,便虽溏而欲解不行,必啖盐而始畅。皆为①脾虚,率进补剂,病日以甚。迎余诊之,脉弦滑。以栀、芩、菖、枳、连、夏、茹、旋、雪羹清肝热以豁痰,滞气果下行至足,而胸腹渐舒。

管君幼斋令正,汛停七月,至仲秋经行不多,腹乃微胀,继则胸闷不饥,身有寒热。吕某以桂枝、黄连等药进,而痞闷转加,二便不行,口糜而渴,得饮即吐,夜不能寐,五内如焚。余诊之,脉弦软而细,面赤足冷,神惫不支。是营阴素亏,气机多郁,郁久生热,辛燥忌投。授沙参、蒌、薤、栀、茹、旋、菀、冬瓜子、枇杷叶,二剂而燥矢行,胸腹舒,知饥,吐止,继以宣养而瘳。其汛停良由血不足,非有血不行而阻也。

前月中旬,余过濮院,有香海寺前一妇患三疟求诊。面白唇红,舌绛而渴,寒微热盛,溲短便艰,汛事先期,不眠,脉数,

---

① 为:抄本作"谓"。

乃暑邪侵营也。与元参、丹皮、知、薇、蒿、栀、花粉、鲜斛、竹叶之方。至八月下旬再游其地，渠复求视，云前方服即病减，至二十剂而瘥，乃子以为病后须服补药，才四帖，疟复作，遂不敢再进。余谓此必温补方也，阅之果然。仍授清化之剂，五服而瘳。

仲秋偶觉左乳微疼，按之更甚，始知有坚核如小豆大，外微肿，即取外科药围涂，而以纸盖之，迨药干，揭之甚痛，余不能忍。且金云必破而不易收功，以其在乳盘之内也。余不畏死，而惧不能受此楚毒，因往求吕君慎庵。视之，曰无虑也，扫榻款留。日以葱白寸许，嵌入梅花点舌丹一粒，旋复花三钱煎汤下；外用洄溪束毒围方载《潜斋医话》围之，亦以纸盖之，而药干自然脱落，略无粘肉伐毛之苦，此玉精炭之妙用也。凡十二日，核渐消尽，深佩吕君之德，谨录之以识其手眼之不可及，而方药之效验，俾后人亦有所征信也。

一铁匠妇患感，杂治经旬，身热不退，不眠妄语，口渴耳聋，求治于余。脉来细数，唇红面白，肌瘦汗频。虽是贫家，却为娇质，神虚液夺，余暑未清。以西洋参、甘草、小麦、黄连、麦冬、石斛、丹参、莲心、竹叶为剂服之，神气遂安。自云心悸，因加红枣与紫石英，服之浃旬，竟以告愈。

九月初旬，蒋君寅昉招余治其令兄仲卿孝廉夫人之病。年五十九岁。平素操持，腹有聚气，脘痛时作，大便易溏。半月以来，身热耳聋，病泻不食，胸中痞塞，痰韧如胶，口腻欲呕，神情惫甚，脉来虚弦而软，舌苔黄腻无津。乃营津久耗，气郁不舒，虽挟客邪，过投清散，以致本实欲拨也。与参、苓、橘、半、蒌、薤、茹、连、菖、斛、燕窝、枇杷叶，用水露煎服，三帖后泻止痰稀，胸宽进粥。医见苔退舌红，惊为脱液。仲卿复延余往视，乃病退之象也。舌上无津，前案已述，今脉渐转，如何反为诧虑？于前方去蒌、薤、连、半，加归、地、麦冬、藕,服之而愈。

朱氏妇患赤痢匝月,多医杂治,痢止三日矣。而起病至今,胸头痞胀,米饮不沾,口渴苔黄,瘦热而痛,凛寒身热,夜不成眠,神愈形消。诸医技窘,乞余往视。脉数而弦,伏暑未清,营津已劫,气机窒塞,首议清泄。南沙参、石菖蒲、蒌、薤、栀、芩、茹、连、橘、半、白薇、紫菀,四剂而痰活胸舒,寒热大减,且能啜粥。改用北沙参、生首乌、柏子仁、冬瓜子、元参、蒌、薤、菖、栀,二剂坚矢下,用清养法而瘥。

钱君友琴,年五十九岁。曾于七月间患滞下,自服大黄一剂而瘥。季秋患寒热时作,自服柴、桂等药,病益甚,狂躁,欲啖西瓜而服石膏。余诊之,脉滑右甚,苔色腻黄,便秘溲短,胸痞,不沾粒米,乃暑湿夹痰阻于气分,治宜开泄,白虎不可投也。用蒌、薤、枳、朴、连、夏、茹、芩、菀、桔,服三剂,二便既畅,胸次豁然而愈矣。

方氏妇劳伤挟感,业已治愈,服补药

数剂,渐形浮肿。或谓邪未净而补之早也,用消导、清解法皆不应,且兼咳逆碍眠,便溏溲涩,又谓肾气不纳,改从滋填,其势益增,遂束手矣。浼余视之,脉浮无汗,尺静经行,既非根蒂之虚,亦岂邪留误补,殆愈后复感风邪,肺气阻痹,水津失布,所谓皮水证也。与香薷、杏仁、紫苏、橘皮、兜铃、射干、紫菀、通草、葱白,天泉水芦火煎服,覆杯而愈。

余虽挈眷回籍,而会垣戚友,未能恝然①置之,故时往寓焉。今六月初二日刺船返里,欲避暑月应酬之繁也。嗣因亢旱河涸,舟楫不通,或以肩舆相招,余畏长途而却之。中秋后,河渐通,乃二十夜梦先慈以不必进省为训,初谓心有所忆也。至九月下旬,欲展墓于皋亭山,因赴杭视弟妹,舟人忘备白米,强啖冬舂米饭一餐,遂腹胀不饥。越日抵寓,身渐发热,徐君亚枝为余多剂清化,至十六日始解极坚燥

---

① 恝(jiá 颊)然:淡然。

矢，解后大渴喜饮，少顷则倾囊而吐，吐则气自少腹上涌，味极酸苦，甚至吐蛔。赵君笛楼诊云：十六日不食，中已大虚，一解之后，更无砥柱，故肝木乘而冲侮也。投参、苓、椒、梅、萸、连、橘、半、茹、姜等，四剂吐止，稍进饮食，然肌肉削尽，寐则肢惕，而稍一展动，则络痛异常，大解必旬日一行，极其艰涩。扶病而归，两跗皆肿，自知虚不易复，而性不受药，遂啖肥浓。至冬杪肿消，而大便始润，津液易夺而难复如此。且稍或烦劳，即作寒热。至次年三月，各恙始休，而步履如常，惟肌肉不能复旧，以脾主四肢，胃主肌肉，而束骨利机关也。余脾胃素弱，故畏药如虎，稍有恶劣之气者，饮之即吐，若吞丸药，则不能克化，生冷硬物，概不敢尝。最奇者，冬春米饭之气，亦所素畏，偶食之辄小病，而未有如此之剧者，嗣后不敢略试矣。且深悔不遵先慈梦示，遂息影穷乡，不复寓省，乃不知者径目余为神仙中人，盖余能安其痴也,而吴越之间,亦未尝不偶游焉。次年夏游武林,晤许贯之茂才,见其令爱璟姑,患痞膨聚气,云起于桐乡外家食冬春米饭也。可见人之脾胃,有同于我者矣。

秋杪山妻怀孕已七月,又患疟,医从清解不应,半月后转为间作。时余卧病省垣,家人恐添忧虑,初不我闻。延至匝月,病渐濒危。钱君意山、管君芝山放棹迎余,扶病归来。诊脉软滑,而尺带虚弦,凡疟至一时之先,必大渴、背麻、脘闷,既热则头疼、腿足肿胀,寒不过一时,而热有七八时之久,骨瘦如豺,肌肤甲错,便坚溲涩,心悸无眠,目不见人,舌光无液。乃真阴素亏,水不涵木,风阳内炽,耗血伤津,兼挟劳伤而吸秋热,热茗频啜,米饭①恶沾,腰痛而胎动不安,势已十分险恶。遂与西洋参、元参、知、薇、蒿、菊、菖、麦、栀、甘、桑叶、竹沥,两剂嗽痰甚多,渴闷稍减。去桑、菊、栀、蒿,加橘红八分,苏叶五分,

---

① 饭:归砚草堂本作"饮"。

葱白两茎,又两剂疟止,吐痰更多,舌色渐润。去元参、知、薇,加冬瓜子、茯苓、蛤壳,一剂嗽虽减,而左胁时疼,乃用北沙参、熟地、麦冬、蒌仁、楝实、石菖蒲、丝瓜络、十大功劳、藕,以养阴柔木而清痰热,服之甚妥。然目虽能视而早晨必昏卧如迷,遂增熟地,加白薇、归身,一帖寒热陡作,面赤气冲,或咎补早疟复,余曰非也,此不耐归身之窜动耳,即去此一味,加葱白、蒲桃干,服之果愈。随去葱白,加甘草、石斛,两帖嗽大减,胃渐和,更衣较润,惟手心如烙,两足不温,乃易沙参以西洋参,去蒌、楝而加生牡蛎一两、盐水炒橘红一钱,二帖足渐温,痰渐浓。而腰痛、胁痛未已,又加酒炒知母一钱,两帖痰出极多,昏卧始减。惟纳食如噎,火降即饥,舌辣腭干,小溲尚热,改用西洋参、二地、二冬、二至、知、柏、牡蛎、十大功劳,少佐砂仁为剂,服六帖各恙皆已,能起榻,而腿软腭干,神犹瞀瞀①,即以此方加白芍、木瓜、石菖蒲熬膏,服至冬至后,神气始爽而痊。

秀水董君枯瓠之夫人,余于秋仲偶诊其脉,知其八脉久亏,积劳多郁,故指下虚弦而涩,寒热时形,虚火易升,少眠善悸,性又畏药,不肯节劳。至冬令证类三疟,余以病未能往视。来信云:桐乡传一妙方,治三疟效验如神。方用甜菜②、半夏各二钱,川贝、槟榔各三钱,橘皮、甘草各一钱五分,干姜一钱,木香五分,凡八味。已服三帖而瘳。余即函复云:此乃劫剂,仅可以治寒湿饮邪为患之实证。设虚证、热证,服之虽愈,必有后患。故抄传单方,最非易事,若好仁不好学,功过恐不相敌也。既而病果复作,较甚于前。余与吕君慎庵同议镇养柔潜之法,始得渐愈。后闻服此方者率多反复,乃郎味清茂才深佩余之先见云。

---

① 瞀瞀:同"眊眊",神智不清,昏昧不明。

② 甜菜:此后归砚草堂本有"此药肆隐语,即蜀漆耳"注文。

张宝商室患凛寒乍热，咳逆形消，面赤少餐，经迟眩运，医投补剂，盗汗带频，咸谓不能过春矣。余诊之，脉弦滑而数。本非虚劳，无须补药。乃肝阳内盛，搏液成痰，阻塞气机，法宜清展。以元参、丹参、紫菀、白薇、青蒿、黄柏、石菖蒲、菊花、竹茹、竹叶为方，每服送当归龙荟丸一分，二十剂遂健如初。

冯益三令正，上年春汛偶愆，颇露虚象，群贤咸以为损，余诊为孕，秋季果举一男。至丁巳春初，产逾三月，既不自乳，汛亦未行，偶感客邪，医疗半月，渐至不饥不食，气自少腹上冲，似有聚瘕，呕恶腹痛，面黄形瘦，溲热便溏，口渴带多，面浮咳逆，佥云已成蓐损，复延余诊。脉滑而弦，遂以孕断。与沙参、苏叶、桑皮、冬瓜皮、黄芩、枳壳、石菖蒲、白薇、橘核、楝实，煎①香连丸，三服霍然。后闻六月中旬产一女甚快。

---

① 煎：此后归砚草堂本有"吞"字。

郎氏妇崩后淋带，五内如焚，溲热口干，不饥脘闷，腰疼肌削，卧榻呻吟，头晕耳鸣，夜不能寐，脉来细数，少腹不舒。滋补杂投，皆不见效。余以菖蒲、沙参、斛、柏、薇、苓①、蛤壳、冬瓜子、藕、十大功劳，先为清展，服五帖热退渴解，脘舒安谷，且能起坐，夜亦能眠，其气机已调畅矣，参入潜阳养血而瘥。

梅溪蒋君宝斋令堂，自上年夏秋间患痢之后，神疲少寐，不能起床，医谓其虚，率投补药，驯至惊疑善悸，烦躁呓言，胁痛巅疼，耳鸣咽痛，凛寒暮热，大汗如淋，晕厥时形，愈补愈殆。李君苍雨邀余诊之，脉弦滑而数，白睛微红，而眼眶如墨，舌绛无苔。因问胸闷乎？曰闷甚。便秘乎？曰秘甚。溺热乎？曰热甚。岂非气郁而痰凝，痰阻而气痹，肺胃无以肃降，肝胆并力上升，浊不下行，风自火出？虽年逾五旬，阴血不足，而上中窒塞，首要通阳。为

---

① 苓：归砚草堂本作"芩"。

处小陷胸加菖、蕤、旋、茹、苓、枳、郁李仁。群医谓是猛剂,无不咋舌。宝斋云:镇补滋敛,业已备尝,不但无功,病反日剧,且服之。果一剂知,三剂安。已而余有会垣之游,前医谓病既去,复进守补月余,仍便秘不眠,胸痞躁乱,加以发斑腹痛,人皆危之。时余在禾中,函乞往视。仍用前法加减,合雪羹投数剂,连得大解,率皆坚燥,改与柔养,更衣渐畅,粥食渐增,以潜镇舒养之剂善其后。

仁和彭君芝亭之三令爱,年甫逾笄。自去秋患痰嗽内热,渐至汛愆减食,咽烂音嘶,肌瘦便溏,不眠心悸。丁巳正月下旬,专人迎余往视。左脉细软而数,寸尤甚,右尺洪数,寸关不耐寻按。盖燥邪薄肺,初失肃清,阴分素亏,源流两涸,今胃气已败,万物发蛰之时,如何过去。其二令爱深谙医理,极以为然。适邵位西枢部持蒋大理之函相召,余即解缆。嗣接赵君笛楼信云:彭女果殁于惊蛰前三日,抑何脉之神耶？余谓亦偶然事耳。如前年五月间，偶诊顾听泉明经之脉，即谓家笠伯茂才云：顾君不可以冬，盖死①象已见也。后竟殁于立冬之时。今年二月诊庄文芝阶脉，谓其文孙媚仙少君云：恐难过夏。而立夏前三日竟逝。十月初游武林，访家瘦石兄，切其脉，尺中微露浮弦，即谓其子曰：春令可虞。亦于次年惊蛰日无疾而终。脉之可凭者如是，而竟有不可凭者，此其所以为微妙之学乎？

蒋君寅昉太夫人患恙，适余在武林，专丁招往。病已七日，龈糜颐肿，寒热时形，脘闷头疼，不眠不食，苔黄便秘，脉数而弦。是冬令伏邪发为温病，血虚肝旺，禀赋使然。以枳、桔、羚、翘、栀、菖、葱头、兜铃、射干为前茅，三剂而热退肿消。以小陷胸合栀豉，加菖、苓、竹茹、雪羹开中坚，亦三剂而便畅胸舒，渐啜糜粥。以西洋参、肉苁蓉、麦冬、石斛、川贝母、竹茹、

---

① 死：抄本作"面"。

归身、知母、黄连为后劲,渐安眠食而瘥。其庶祖母年八十六岁,患胸闷便秘,少腹瘕痛,夜分凛寒,两目更冷,不饮不食,口苦息粗,咸以高年为虑。按脉弦数而涩,此肝气素滞,食阻上焦,升降并愆,故脉涩而息不调也,岂可误以为正气之衰乎？进枳、桔、蒌、薤、菖、菀、苏、连、橘核、旋复之方,投匕而瘥。次年春病复如是而较甚,余亦以此法瘳之。寅昉曾于去冬患血溢,与清舒肝胆而安。惟久患不眠,臂冷食少,自云服补心丹及知柏八味丸甚合。余曰：脉至弦细而缓,因赋质阴亏,心多思虑,五火内炽,烁液成痰,阻碍气机,故脉证如是。滋腻之药,不可再投。用沙参、丹参、丝瓜络、茅根、旋复、橘、半、菖、苓,服十余剂而愈。

梅里任会嘉令正,年逾五旬,季春患证渐剧,访余视之。身热头疼,凛寒胸闷,气冲不寐,神惫音低,口渴嗽痰,干呕便闭,脉甚细软,延已旬余。咸以为虚,欲投补剂。余谓阴分虽亏，气郁痰滞，温邪留恋，胡可补邪？轻展清宣，庶乎合拍。以葱豉合小陷胸，加南沙参、射干、马兜铃、通草、竹茹，二剂而热退呕止；去葱、豉、兜、射，加栀、贝、芩、菖，三帖而便行胸适，得寐知饥，改投柔木涵阴而愈。

钱塘姚欧亭大令宰崇明，其夫人自上年九月以来，夜不成寐，佥以为神虚也，补药频投，渐不起榻，头重如覆，善悸便难，肢汗而心内如焚，多言，溺畅畏烦，而腹中时胀，遍治无功。其西席张君心锄，屡信专丁邀诊，余不得辞，初夏乘桴往视。左寸关弦大而数，右稍和而兼滑，口不作渴，舌尖独红。乃忧思谋虑扰动心肝之阳，而中挟痰饮，火郁不宣。温补更助风阳，滋腻尤增痰滞。至鹿茸为透生巅顶之物，用于此证，犹舟行逆风而扯满其帆也；明粉为芒硝所炼，投以通便，是认为阳明之实秘也。今胀能安谷，显非腑实，不过胃降无权，肝无疏泄，乃无形之气秘耳。遂以参、连、旋、枳、半、芍、蛤、茹、郁李、麻仁、凫茈、海蜇，两服即寐，且觉口苦溺热。余曰：此火郁外泄之征也。去蛤壳，加栀子，便行胀减，脉亦渐柔；再去麻、郁、雪羹，加石英、柏子仁、茯苓、橘皮、小麦、莲子心、红枣核，三剂各恙皆安；去石英、栀子，加冬虫夏草、鳖甲为善后。余即挂帆归矣。然不能静摄，季夏渐又少眠，复遣丁谆请，余畏热不行，命门人张笏山茂才_{即渠西席之子也}往诊，遵前法而治，遂以告愈。

崇明邢幕吴江史励斋令正，久患少腹聚瘕，时欲攻痛，羞明心悸，汛速带频。向服补药，交夏发之更剧。医用胶艾汤加参、术、芪、茸峻补，痛益难支，遂成晕厥，不眠不食，业已四朝。屈余视之，脉来弦滑，苔黄苦渴，溺热便难。与沙参、石英、龟板、鳖甲、蒿、薇、苡、柏、鲗、蛇蜕、茹、菖，一饮而病如失，眠食皆安，赠以清养柔潜而别。

余游瀛洲，有越人李姓，浼心锄茂才

见余，云亲串中一妇人，因娩后嗽血，遂致两目无光，四肢軃不能动，欲求一方。张谓如此大证，未审其脉，如何施治。余曰：吾知之矣，此肺热欲成痿躄也。遂以西洋参、桑皮、元参、百合、知母、苡仁、藕、茅根、枇杷叶为方，服六帖。闻余将归，李亟来署致谢云：病去大半矣，真仙丹也。欲再求一方，余为加葳蕤一味。然此由海外，因不知有"产后宜温"之谬说，故无人阻挠，而得偶然幸愈也。

枫泾程笙伯令正，半产之后，汛事先期，淋漓不断，时见痛胀，龈衄减餐，苦渴苔黄，脉弦而数。频服补剂，久不能瘳。余投沙参、龟板、制香附、丝瓜络、茹、陈、菖、蒿、栀、薇、柏、藕十余帖，次月经即调，复来求诊，与柔养善其后。

细君上年病后，以清养药熬膏，服至岁杪，已康复胜常。孟春十八日，分娩亦快健。七日后，余即游武林，继返硖川，由梅溪而游嘉秀，至清明归，为展墓也。知其左乳裂疼，乳房亦痒，搔即水出，起已月余，初谓外恙不足虑，令取疡科善药敷之。余复鼓棹游梅泾而至槜李，又浮海游崇沙，迨归已届端阳矣。见其右目胞坍而甚赤，询其乳患，左加甚而更及于右，诸药久敷，皆不见效，且兼气冲痰嗽，口渴肤糙，盖津液悉从外患而耗也。察其脉滑而数，良由肺胃热炽使然。遂授元参、石膏、知、翘、甘、苡、蒌、栀、菖、菊、蛤壳、银花等，二十余剂而各恙并蠲。既而余游吴越间者月余，归见其遍身暑疖，形瘦少餐，食后神疲，二便不畅，脉则弦涩不调。与元参、丝瓜络、栀、连、菖、橘、蒌、菀、薇、苏，四帖而经月之病若失，亦因气郁热壅也。可见治病必探其源，勿徒遏其流，而故人管君荣棠尝谓外证不宜服药，盖为服不得其当，及信书太过、泥用成方者言耳。若宣气清血之清，原不禁也。

沈雪江光禄，年五十岁，于客腊偶患头晕，既而右手足麻木，医进再造丸十余颗,渐至挛曲不伸,针药无效。仲春余游槜李,吴门李君雨村招往视之。手足亦①肿而疼,便坚溲赤,口干舌绛,准头一瘰磊然,脉象弦滑而数,平时屡有鼻衄。肝阳易动,曲运神机,体质性情,阴虚火盛,风自火出,烁液成痰,窜入络中,则为是证。初起若以竹沥一味灌之,可以渐愈。乃温补率投,遂成锢疾,幸而病在经络,停补尚可延年,苟欲望有转机,必用清通宣泄。拟方三剂,肿痛稍瘥。议者谓药太清凉,多服恐妨脾胃。更医复进温补,并雨村亦不延诊矣。迨四月中旬,大便忽秘,饮食不思,半月余,更衣极艰滞,而解后胸次愈形窒塞,遂不食,然参药不辍也。至五月十八日,复解燥矢,仍不思食,勉强啜粥辄呕吐,次日转为滞下,色如鱼脑,日数十行。医谓有出无入,脾胃两败矣,温补方再加固涩之品,遂鼻血如注,且有成块成条之坚韧紫血,自喉间涌出,虽米饮不能

---

① 亦:归砚草堂本作"赤"。

下咽，小溲涩滞不行，时欲呷茶以润口。或云已传关格，无药可施，而引火归元之法，愈用愈剧。诸医无策，眷属皇皇，业办后事矣。乃弟云峰待诏，余①春日所嘱，浼人聘余往援。二十四日余抵禾，见其面色枯黧，牙关紧而舌不出齿，脉至右滑左弦细数，皆上溢而尺不应指。胸闷溺涩，阳宜通而不通，是滋腻阻塞气道也；血溢下利，阴宜守而不守，是温燥灼烁营液也。吾先慈所谓人身如欹器，满则必覆。半年蛮补，填满胃中，设不倾筐倒箧而出，亦必塞死，岂可不加揣测，而误认为神机化灭之出入废、关闸不禁之下利、阴盛格阳之吐衄，而再施镇纳堵截之药哉！古云：上部有脉，下部无脉，其人当吐，不吐者死。今火炽上炎，鼻血大流，汤水不能下咽，有升无降，与吐何殊？况见证虽危，而呼吸不促，稍能安寐，皆是未绝之生机。考古下利而渴者属厥阴，白头翁汤主之；滞下

---

① 余：此前归砚草堂本有"忆"字。

不食者为噤口，参连汤主之。余合而用之，加石菖蒲宣气通阳，石斛、茅根生津凉血，一服而利减其半；次日去连、柏，加元参、犀角、童便，专治其衄，一服血渐少，利渐止；然离络之血，不可不使之出，未动之血，亟当使其各安于位，故以西洋参、丹参、麦冬、茯苓、菖蒲、石斛、小麦、竹叶、栀子、甘草梢、燕窝等出入，三剂血既止，牙关渐开，苔色黄腻，啜饮必拍膈始得下行，因参以小陷胸法，数剂自觉自体略轻，手腕稍舒；改清肃肺胃，展气化以充津，苔渐退，渴亦减，脉较平；守至闰月二十二日，尺脉滑动，于方中加肉苁蓉、麻仁二味，夜间即解坚黑燥矢，而渐能进粥；随去麻、苁，加生地，服至六月初七日，口始不渴而吃饭。继因过饮西瓜汁，大便溏泻，复延余往。以六君去术、草，加苁、藿，数帖而安；随去藿，加首乌、络石、石斛、十大功劳，服二十剂渐能起坐，右腿可以屈伸，但软而无力耳。中秋后又邀余往，则胃气已复,右指已伸,皮肤色①泽,而右臂未能动,右颊犹觉木硬,是络中之痰未净,肝脏之风易生,气血之灌溉流行,因有所阻碍,而不能贯注也。以养血息风、蠲痰宣气之方,加竹沥为向导。服后足渐能立。十月间食蟹过多,大解泄泻。余以六君加藕、木香、苏叶调愈。嗣余游盛湖转禾,适交至节,而天暖不藏,又因劳怒,陡发头晕,呕吐痰涎,目闭不言,不食不便,举家无措。医者率主首乌、牡蛎等滋摄之治。余脉之弦而缓,是中虚不能御木,故内风上僭,阴柔之品徒滞中枢,不可服也。仍用六君去甘草,加菖蒲、黄连、旋复花、姜皮、钩藤,三帖霍然。小寒后余游姑苏转禾,又因天暖而发鼻衄,改换养阴潜阳法而瘳。次年春季出门,因不节劳,至端阳复中而逝。

季夏余游槜李,陆君又溪邀视其友王姓之病。寒热时作,汗多不解,便溏不畅,

---

① 色:归砚草堂本作"已"。

溲赤妄言，面黑如煤，苔黄大渴，烦躁气逆，脉滑而洪，按其心胸，坚硬而痛，乃暑湿夹痰食也。群医但知时感，辄进寒凉，闻说胸次不舒，遂疑为疹，羚、犀、膏、地，力竭计穷，已令病家备后事。余曰：此非重证，何必张皇！撤被启窗，胜于服药，病家唯唯，而不甚信。余即手为揭被开窗。病人即曰：舒畅多矣。药以小陷胸加芩、枳、翘、茹、薤、蒌、海蜇，数服而愈。继有里中张姓者，证相类，面不黑而红，舌无苔而干。诸医亦不察其气分之尚结，痰食之未行，屡进生地，唇齿渐焦，遂束手。余以小陷胸加元参、海蜇、蒌、枳、芩、翘，一饮而脘舒得卧，齿舌皆津。盖结散邪行，则气通液布也。

乙卯六月，余三媳患感。身热头重，脘闷，频呕不食，耳聋。余投清解药一剂，病不少减，而汛事非期而至，邪虽尚在气分，但营阴素亏，恐易陷血室。亟迓半痴至，投小柴胡加减一帖，病少瘥，而虚象毕呈,少腹右角甚形掣痛,半痴于清解中即佐养营通络柔肝之品,服四帖,证交七日,得大战汗而愈。原方为三儿遗失,惟记后四帖重用干地黄为君,是血虚者必养血则得汗,而儿妇气分甚郁,苟不先行清展气机,则养血之药不能遽入,此因事制宜之所以不易也,要在先辨其体气与病情耳。更奇者,同时余内侄许贯之茂才室,体极清癯,似较余媳更弱,且娩已五次,而产后即发壮热。半痴视为暑证,投大剂凉解数帖,即战汗而瘥。无何胃气渐复,忽又壮热,便闭渴闷,不饥,或疑新产误饵凉药使然,幸病家素信,仍延半痴诊之。右甚滑实,曰食复也。诘之,果啖豆腐稍多。遂投枳实栀豉汤加蒌、翘、桔、薄、芦菔汁,三啜而瘥,斯人斯证,使他医视之,必以为营阴大亏矣,而半痴独不顾及,恁证用药,应手而瘥,且愈后不劳培补,寻健如常。可见产后不必皆虚,而体气之坚脆,亦不能但恁于形色之间也。嘻,难矣。丁巳冬,余假馆潜斋，适半痴草《归砚录》，余读至"结散邪行，气通液布"二语，因追忆两案，笔之于此。又可见佳案之遗漏尚多，惟冀同志者钞存以期续采。仁和徐然石附识。

七月初旬，余游鸳湖归，三侄寿和陡患凛寒，身热筋瘛，面红，谵妄汗频，四肢厥冷。年甫六岁，其母危之。余察其苔色黄腻，口渴唇红，乃停食感冒耳。以枳实栀豉汤加菖蒲及冬干之芦菔叶，煎成调入玉枢丹五分灌之，次日谵疭皆减，而腹痛微有吐泻，寐醒则神犹瞀乱，知其邪有外泄之机，治当迎刃而导，于前方加苏叶一分、黄连二分，同炒煎服，连吐三五次，泻六七次，痛即减，第三日神情爽朗。余曰：去疾莫如尽。再服原方一帖，遂愈。盖小儿之病，因于食滞者多，胃不和则卧不安，阳明实则谵妄，而世人辄作惊风治之，每致偾事。昧者更惑于巫瞽，而祭非其鬼，则尤可笑也。八月初，余游虎林归，二女定宜患感旬余,热虽退而干咳无痰,不眠,不食,不便,胸腹无所苦,汤饮亦不思,五热形瘦,金虑成劳。余按脉弦细,是痰阻而气不通也。以紫菀、白前、蒌仁、薤白、橘红、半夏、菖蒲、竹茹、枳壳、桔梗,服数帖渐愈。三女杏宜年十四,因侍姊病过劳,且洟旬风雨,寒气外侵,而自恐不支,勉强纳食,起病则凛寒微热,腿肿而酸,泛泛欲呕,兼以微嗽。适余归之次日也。视其苔微黄而腻,尖微绛,脉缓滑。以枳实栀豉汤加前、苏、杏、桔、芩、菔饮之。日晡余游南乡归,内子述服药后神情昏瞀,呕出药食,恐夹痧邪,曾为刮背。余谓此食滞上焦,浊未下行耳。迨夜颇静,诘朝察之,胸仍拒按,原方加菖蒲、紫菀投之。余即游硤川,黄昏而归。内子云:午后神复瞀乱,恐有变证,明日君毋他往也。余颔之。夜间亦静,次早问答如常,胸犹拒按,因其吐既未畅,大便未行,以前方合小陷胸为剂,外用朴硝罨其胸次。至巳刻又神昏如寐，引衣自覆，呼之不应，时或妄言，面色晦滞，四肢时冷。内子对之下泪。余按脉如故，确系浊气上熏，清阳失布，既非寒邪深入，亦非温热逆传，原方再服一剂，病如故。余再四思维，径以薤白、石菖蒲各一钱，蒌仁三钱，煎成和入醇酒一杯灌之。外用葱白杵罨胸次，牙皂末吹鼻取嚏。时将薄暮，至初更始得微汗而肢和，寻即溏解一次而识人，夜分安眠。第四五日胸次已舒，略无谵语，乃目有妄见，寐即恶梦，时有潮热。余以蒌、薤、菖、茹、翘、薇、菀、半、栀、豉、省头草等药通府涤浊，连解三次，各恙皆平。改用清肝肃肺法，至七朝身凉痊愈。继治蒋君寅昉五令郎全官，身热筋瘈，不啼不乳，神呆嗜卧，或疑惊风，黍夜逆余往视，乃风热夹食也。与开泄清解法数帖，便行而痰渐嗽出，病即渐瘥。此等虽非大证。设稍误治，告危极速，故连类录之，以备大匠木屑竹头之需。

管君芝山拉余治其表嫂吴媪,年五十五岁。上年仲夏患癉二十余日,愈后小溲迄未通畅,已成锢疾。今秋分后,溺秘不行,医疗旬余,温如姜、桂、乌药,凉如栀、芩、黄柏,利如木通、滑石,皆不效,甚有用益智等以涩之者,渐至腰腹皆胀而拒按,胸高腿肿,不饥不食,大便不通,小便略滴几点,热痛异常,舌绛无津,渴喜沸饮,而不敢多啜,以增胀满,呻吟待毙。脉软而微,乃阴虚气化无权也。以沙参、熟地、连、蒌、芩、泽、麦冬、紫菀、牛膝、车前,加附子一钱,桂心五分,煎成冷服,一周时溺出桶许,而大便随行,进粥得眠,口苦而喜凉饮,即去附子、桂、连、蒌、菀、膝,加知、柏、芍药、砂仁,数帖而起,缘境窘不复调理,锢疾闻犹存也。

盛泽王西泉丈仲郎巽斋刑部夫人,年未四旬,而十八年前诞子之后,汛即不行,医以为虚,频年温补,略无小效。董味青茂才嘱就余诊。脉弦滑而体甚丰,乃气郁生热，热烁津液以成痰，痰复阻其气道，不能化血以流行，以致行度愆期，腹形胀痛，肢背不舒，骨疼寐惕，渴不欲饮，间或吐酸，二便不宣，苔黄口苦，皆风阳浮动，治节横斜之故也。与沙参、蛤粉各四钱，丝瓜络、石菖蒲各一钱，紫菀、仙夏、旋复、蒺藜各一钱五分，茯苓三钱，丹参二钱，黄连四分，海蜇二两，凫茈一两，服十余剂，来转方云：胀痛蠲而腹背皆舒，夜寐安而二便亦畅，酸水不吐，痰出已松，是肝已渐柔，惟食少无味，骨节酸疼右甚，乃阳明虚无以束骨利机关也。拟通养法：参须、石菖蒲各一钱，茯神、络石各三钱，薏苡四钱，仙夏、竹茹各一钱五分，木瓜八分，姜汁炒黄连三分，十大功劳一两。仲冬招余往游复视，则诸恙皆安，惟右腿尚疼耳。即于通养方内加黄柏、仙灵脾，服之遂愈。

王西翁令孙芝生茂才室，久患汛行太速，头痛神疲，形瘦内烦，渴喜热饮，纳食滞膈，络胀少眠，脉至软滑虚弦，腿酸而有赤块甚痛，乃阴亏水不涵木，风阳内炽，气郁痰凝。议宣养清潜互用法，沙参六钱，鳖甲八钱，首乌三钱，茯神、菊花各二钱，栀炭、竹茹、桑叶各一钱五分，白薇、黄柏、丝瓜络各一钱，以藕二两，十大功劳一两，煮汤煎药。外用葱白杵烂，蜜调，涂腿上赤块。仲冬复视，烦减能眠，汛行较缓，头疼、腿块均已渐瘥，乃与通补柔潜之剂。后信来服之甚效。

鸳湖吴君小渔令宠，数年前因娩后啖生菜而患便泻，久治不愈。仲秋余视之，脉弦数。曰：此非菜之罪也，乃土受木乘，而频年温补，益广病机，头痛带多，脘疼食少，吐酸痰嗽，五热不眠，无非八脉无权，风阳偏盛，授宣养清潜之法而愈。继其令妹适岳氏者，久患带下，去冬崩血，赤白并行，延今不已，卧榻数月，金云无生理矣。余诊脉甚滑数，面赤口干。因问足冷乎？溲热乎？耳鸣无寐乎？向来辄服温补乎？皆曰然。幸能安谷，是药病也。幸涩之不止，药力尚有分势也。授以大剂清热坚阴之法，服数十剂。仲冬余复游禾，已能踵寓就诊矣。

秀水吴君小渔，年近七旬。平昔善饮，久患便泻带血，日夜十余次，溺不单行，广治罔效，聘余往视。脉软以弦，用补中益气汤去归、柴，加乌梅、黄柏、白芍、茯苓，不十帖而瘥。其季郎雅轩，素有失血之患，近由穹窿山归，途次发热，兼以咳逆见血，医治两旬不应。余诊之，脉弦数而上溢，气冲则自觉血腥，喘汗睛红，面鬆足冷，饥不能食，胁痛耳鸣，苔腻口干，小溲短赤，寤不成寐，痰色甚浓，乃禀赋阴亏，水不涵木，心火内炽，肺金受戕，兼感客邪，胃浊不降。甚难措手，即欲辞归，而虞君梅亭、胡君春田力乞疏方，勉图一二。爰以沙参五钱，蛤粉四钱，冬瓜子六钱，浮石、茯苓、石斛各三钱，桑皮二钱，竹茹、枇杷叶各一钱五分，丝瓜络、桃仁各一钱，芦根汤煎服。是清心肝以靖浮越之阳，肃肺胃而廓逗留之热也。一帖脉色转和，气冲亦减。余留七日返棹，已热退便行，能安眠食，惟不能慎口腹，戒忿怒，故痰嗽胁痛未能尽蠲。逾二月，余游闻川过禾，因喉痛复邀过诊，仍是心肝之火上炎，为留三日，与龚萍江茂才内外协治而瘥。但病源匪浅，情性不柔，春令深时，恐兴险浪。临别与其友人余姚岑君九鼎言之，以为左券。

贤倡桥朱君兰坡令堂，年已六旬。素患跗肿，夏季患疟转痢，痢止而腹之疼胀不休，渐至脘闷面浮，一身尽肿，遍治罔效，卧床百日，后事皆备。闻余游禾，谆乞一诊。左极弦细，右弱如无，舌赤无津，呻吟呕沫，不眠不食，溲短目眵。系肝旺之体，中土受伤，运化无权，气液两竭。如何措手，勉尽人谋。方用参须、石菖蒲、仙夏各一钱，石斛、冬瓜皮、建兰叶各三钱，竹茹一钱五分，姜汁炒川连四分，陈米汤煎服。诘朝兰坡忻忻然有喜色而相告曰：已转机矣。求再诊。余往视,面浮已减。病者辴①然曰:胸腹中舒服多矣,故不呻吟。且进稀粥,按脉略起。遂于原方加冬虫夏草一钱,乌梅肉炭四分,服后连得大解,色酱而夹蠕蠕之虫盈万,腹之疼胀遂蠲,肢肿亦消,舌润进粥。又邀余诊,色脉皆和,喜出望外。初亦不知其虫病也,所用连、梅,不过为泄热生津、柔肝和胃之计,竟能暗合病情,殆兰坡孝心感格,故危险至是,可以一二剂取效。谨志之,以见重证不可轻弃,而余侥幸成功,实深渐恧。将返棹,留与善后方,惟加燕窝根、薏苡、白蒲桃干而已。冬初余再游禾,询其所亲,云已出房矣。因索原方案归录之。

邱氏妇年四十余,患少腹瘕聚,时欲上冲,昏晕而厥,卧榻数月,足冷面红,寤不成寐,诸治不应。余按脉虚细而弦,口干无液。与大剂一贯煎,覆杯即愈。人咸诧异称神,余却愧钞来墨卷也。

---

① 辴(chǎn 产):笑貌。

秀水严小亭令正,五十八岁。因数年前家有讼事,屡遭惊吓而起疑病,自欲吞金,虽己衣不敢用钮扣,并时絷手足,即夫媳儿孙,皆屏绝不许入房,云恐自摘他人之衣扣环饰咽下也。仅留一媪,在室服侍,而饮食起居如常人。医皆谓其神虚,率投镇补。今秋患右腿青紫肿痛,牙龈臭腐。季秋延余视之,脉弦滑而数。曰:此病不在心而在胆,故能记忆往事而善谋虑,岂可指为神志不足乎?胆热则善疑,愈补则热愈炽,炽极则传于胃,胃热蕴隆,乃成青腿牙疳也。锢疾已六七年,宜先治其新病。以菖蒲、胆星、石膏、胆草、知母、元参、银花、栀子、白薇、竹茹、黄连煎调玉枢丹,并令购白马乳饮之。六剂而病减,半月新病愈。仲冬余又游禾,复诊脉较平,而胆亦稍和,盖白马乳善清胆胃之热也。

朱君庆雨次郎,夙有痫证,因劳伤之后,发冷吐酸,不饥神惫,服药数剂,遂致故疾日作数次，医者术穷。余脉之，弦细若伏，而肢冷如冰，苔白如砂，涎沫频吐，头疼而晕，重裘不知温。是热深厥深，误投热药，而饮邪内盛，故热邪隐伏不显也。询其小溲果甚赤，以导痰汤去草合雪羹，加芩、连、栀、茹、木通煎，吞当归龙荟丸，覆杯而愈。

管君锡棠仲郎兰谷之室，季秋患寒热，娠已八月矣。继因其子患惊，忧劳数月，遂兼痰嗽，而舌糜口臭。服药数帖而娩，其胎已腐，然寒热、咳嗽、口糜诸恙不减。医以其产后也，用药益无把握，驯致气逆自汗，面赤无眠，束手嘱备后事矣。适余游武原归，延诊。其脉寸关弦滑右大，恶露流通，二便无阻。是下焦无病，虽在产后而病与产后无涉。若云产后宜温，固是谬说，而此之口舌糜臭，亦非大热，毋庸重剂凉解。良由胎已早殒，失于早下，以致浊气熏蒸于肺胃，故见以上诸证。既见诸证而早为肃清，则源澄流洁，奚至是耶？设再误作产后虚喘而妄投补剂,则虽死而莫知其所以死也。爰以南沙参、省头草、厚朴、杏仁、菖蒲、桑皮、竹茹、枇杷叶、冬瓜子、丝瓜络为方,蔷薇叶、芦根煮汤煎服,两剂气顺嗽止,知饥进谷;去杏、朴,加苡仁、甘草,口舌随愈,寒热亦休,惟骨节酸疼,合目即汗,改清热养阴而起榻。腰足尚酸软,授滋补气血而痊。

管授青翁季郎蓉舫之室,初冬患寒热,耳聋胸闷,便秘,带下如注,呕渴不眠,粒米不沾者旬余矣,人皆危之。余按脉弦数,舌绛无苔,气逆面红,自求速死。此肝郁深沉,木火内烁,耗津阻气,出入无权。小柴胡汤、逍遥散皆貌合而神离,误施必然决裂,此辨证用药之所以难也。幸其乔梓深信,遂以小陷胸加菖、茹、旋复、栀、芩①,芦根汤煎服,一剂胸渐舒,气渐平,再剂稍寐,三服呕止进粥,五剂便行溺畅,寒热亦休,苔布知饥,始改柔养而瘳。

---

① 芩:归砚草堂本作"苓"。

金氏妇，自仲夏堕胎，迄今四月有余，恶露淋漓不断，两臀近复患疮，浑身肤痒，脉数而弦，多药罔效，亦为产后宜温之谬说所误也。用西洋参、银花各二钱，生地、龟板各四钱，冬瓜皮三钱，栀炭、竹茹各一钱五分，白薇、青蒿、黄柏各一钱，甘草六分，不十帖愈矣。

沈君雪江令爱，黎里徐少岩刑部之媳也。胎前患泻，娩后不瘳，半载以来，诸药莫效。余按脉弦数而尺滑，询知带盛口干，腰酸咽痛，溲热善噫，肢冷畏烦。乃肝热而风行于胃，液走则阴血日亏。与白头翁汤加余粮、石脂、熟地、龟板、竹茹、青蒿、砂仁，频服而痊。

沈君云峰令正，诞子后患身热痰嗽，白㾦头疼，腹痛便溏，不饮口渴。医者治此碍彼，专事模棱。至九朝，余抵禾，视脉滑数，苔微黄，胎前感受冬温也。主以清解法，或疑有碍便溏。余曰：便溏为肺热之去路，设便闭则将喘逆矣。况夏间余尝治其胎前溺涩,群医渗利而不应,余专清肺而得手。今虽产后,体脏未更,兼有客热外侵,所谓有病则病受也。连服多剂,果即向安。

仲冬余游姑苏,有长洲朱姓患久疟求诊。面肿目黄,声音不爽,溲赤腹胀,脉滑而弦,温热蕴隆,失于宣解,苔腻无汗,食少痰多。与清化方,嘱其慎口腹,戒甜腻。渠云此间名手皆曰药饵之外,须日饮糖汤,庶久疟易愈。余曰:渠但知表散可以发汗解邪,糖汤可以和中已疟,而愈散愈不解,愈和愈不已者,是执死法以限活病也。再信其言,必成疟臌。病人闻之悚然,亟服余方数帖,得汗而愈。

秀水怀某,三十五岁。自春前偶失血一日,嗣即频发,所吐渐多,延至季冬,聘余往视。左脉虚弦而数,右软大,气逆自汗,足冷面红,夜不成眠,食不甘味,音低神惫,时欲呕酸。此由心境不怡,肝多怫郁,而脉候如斯,有气散血竭之虞。坚欲返棹，然既邀余至，不得不勉写一方，聊慰其意。而病者强作解事，反以所疏舒郁之品为不然，执意要用五味、山萸、姜、桂之类。性情刚愎，此病之所由来，而执迷不悟，更为速死之道矣。既而其妻出诊，脉至弦细，顶癣头疼，心悸带多，不饥五热，亦是水亏木旺。退而谓其所亲曰：兹二人何郁之深耶？始知其无子，欲买妾而妻不许，遂以反目成病。及病成而妻乃忧悔交萦，因亦致疾。此与曩视省垣顾金城之病同，因家拥钜资，故壮年即虑无子，亦可谓欲速不达矣。而愚妇不知大计，径为一"妒"字，以致溃败决裂。此时虽亟为置妾，亦无济矣。即以身殉，亦何益乎？录之以垂炯戒。

一少年久患内热，鼻衄龈宣，溺赤便艰，睛红口渴。热象毕露，因阳痿经年，医者但知为阳虚之证，而不知有因热而萎之病。遂进温补，其热愈炽。父母不知，为之毕姻。少年大窘，求治于余。脉滑而数,曰无伤也。与元参、丹皮、知、柏、薇、栀、石菖蒲、丝瓜络、沙参、蛤壳、竹茹,服六剂,来报昨夜忽然梦遗。余曰:此郁热泄而阳事通矣。已而果然。

娼女荣瑛,就诊于余。自述本良家子,十四岁而天癸至,二十二岁而适人,二十五岁初产,但觉腰腹微酸,子即堕地,三十二岁再产亦尔。兹又嫁二夫,向不自乳,而产育渐频,分娩渐慢,今春诞子为第十胎,腹痛逾四时而始生,在他人犹以为极快,而我已觉渐徐,且年虽五十,天癸不衰,锢疾全无,向不服药,素有微带,近年全无,惟每日吐痰,别无他苦,恐此后有难产之虞,求为设法。余闻而讶之,其貌虽不甚都,而粉黛不施,风致嫣然,肌肤尚似三十许人,真尤物也。始信鸡皮三少之说为不诬。按脉六部皆缓滑而长,左寸关带弦数,是聪明有寿之征,故年愈长而气愈固,是以分娩渐慢也。向有带而近有痰,以左寸关合之,火搏其液而不下趋也。嘱以六君子加减为常服之方,设再孕至七八月,以束胎饮频服,可期易娩。渠闻之忻然,受方而去。录之以见赋体之奇。

余口上齿下牙密排各十六,虽从无痛楚,而自幼不能决硬物。故侵晨必以盐擦而冷水漱之,无间寒暑。今年春夏以来,饭食日减,右之第六齿渐不能嚼,偶触坚韧之物,痛不可忍,且畏冷漱。以为去年一病,遂形衰象,初不介意。余天性不饮,而颇识杯中趣,曩侍先慈晚膳,辄陪一二杯。因去冬苦络虚,不能转侧,戚友咸劝日余醇酒数杯,以和气血。遂习以为常,然不敢纵肆,未尝一醉也。十二月十八夜,寐中忽为右龈痛觉,诘朝即碍于饮食,而是日已订有青镇之游,遂携一针登舟,频刺痛处,出血不少,午后渐松。次日归,饮食如常,以为无患矣。二十一日立春,晨起痛胀复作,刺亦不应,继以凛寒身热,偏右之巅、额、颞、颔、颧、颊、颐、颏,无不掣痛,苔色未露,谓是风火外侵,用芷、翘、蚕、芷、桑、薄等，二剂恶寒虽减，而足冷面热，溺赤苔黄，且鼻窍不塞，而右流浊涕如脓，时欲哼而出之，不则自上腭流下，臭苦不堪，右面尽肿，满口唇疮，肿处极其畏寒，须以热物熨之为快，而时时火升。自问素不服丸散，又不啖肥甘，的系饮酒经年，湿热久蕴而上熏。盖以酒之热归于胆，上移于脑则为鼻渊，其实移脑者即移胃也，故见证皆在少阳、阳明分野。遂以元参、桑叶、菊花、花粉、银花、枳椇子、丝瓜络、冬瓜子、芦根为剂，和入芦菔汁，调以玉枢丹，两服而苔化火平，二便亦畅，外用盐卤热洗右面而肿渐消。去玉枢丹又二服，可以嚼饭，日啖北梨，至戊午元旦，而臭浊之涕始稀。初五、六连日出门，适大风，初七日午后右龈复痛，上连头角、耳门，右之第六齿复长出而碍食，凛寒畏风。乃用桑叶、菊花、生甘草、绿豆皮、元参、苡仁、银花、栀炭、薄荷、钩藤，以清散风热，一服肿出痛减；去薄、钩，加枇杷叶，四剂痛平，而右之第六齿已内外分裂矣。其根仍固，但碍于嚼物，而龈肿直至夏初消尽。既而头面四肢遍发斑块瘰疮，肿而且痒，游行无定，手十指、足十指、两手掌、两足心无处不到，用力搔之，微出紫血，结痂坚黑，痛如痘疤，至秋杪始痊。痒时以盐卤洗之，内服银花、绿豆、生苡仁汤，戒口腹者八阅月。嘻，酒之为害如此，深愧悟之不早，从此一滴不敢沾唇。忆二十年前海丰张雨农司马招游东瓯，临行妹尝戒余勿饮酒，佩不敢忘，故向无酒病。年来自问衰颓，稍尔放溢，遂酿此恙，幸而资格尚浅，药治未误，不致延成锢疾。盖天性不饮者，虽少饮亦能为患也。详录之，以为世鉴。余妹天性孝友，又极贤明，幼佐先慈操井臼、理家务，有北宫婴儿之志，余强之适金氏，十载而嫠。余深悔之，附录以志余过。

余襁褓时患泻经年，迨三岁种痘，而痘科不知其天花已将出也，复以苗助之，遂及于险。先慈抱而膝行于床者五昼夜，赖任六嘉先生救全,因而体气甚弱,童年畏劳,稍动即鼻衄,故恒静坐。十二岁夏间患温甚剧,父母深忧之,病中见诸神将相谓曰:此一路福星也。遂醒而汗出以瘳。失怙后远游于婺,遵母氏之训,诸凡谨慎,弱冠后衄病始瘥。隆冬可不挟纩,但略犯生冷即便泻,偶食炙煿则咽痛。己丑受室。甲午举家患疫,悉余治愈。既而自病甚危,梦一淡妆中年妇人,持盒贮红药一丸,以药纳余口中而去,乃大汗而寤,口中尚有药香,病即已。复因作劳太早,倏然晕去。余妹甫十七岁,泣祷于天,欲刲股以救,而余已醒,妹因卒吓遂吐血。至今思之,愧无以报也。嗣后冬始衣絮。壬寅病痁,热盛时梦日月并丽于天,而有带下垂,余手挽两带而撼之,日月皆动,遂惊醒,出汗而愈。丙午酷热,而酬应甚繁,始患满额暑疡,续患痢,又患疟,热时辄梦御风而行,告愈之时凌虚上至霄汉,忽坠渊一浴,汗出如涌而苏。丁未续娶。己酉夏,钱塘沈悦亭茂才邀视陈茂才疫证,势已垂危。余初不知其兼患霉疮也,略不经意,吸其秽毒,归而即病。虽服故孝子张君养之之药而愈,时梦身化异物,遍体鳞甲,游泳深渊,腾云而上,余体冬夏皆凉,而性嗜鱼。内子尝谓余为水族降生,有以夫。适雨声如注而觉,汗如沐雨,而天雨竟数日不止,江浙因以成灾,亦奇矣哉。此后始衣帛。乙卯挈眷回籍。丙辰秋杪,病于省寓。十月初六夜,梦法华山备冠服、舆从,迎余赴职,余即忻然冠带而去,出钱塘门,过昭庆寺,见老少妇女数百人持香拦阻,因停舆,已而东岳传令送归,余遂反寓,甫到门,一跌而寤。此梦则更奇也,究不知后来何如?嗟乎,幸而免者屡矣。附录于此,以存梦境①。

---

① 境:此后归砚草堂本尚有如下文字:"然己酉病后,次年即丁内艰,劬劳莫报,万念皆灰,鬓素目花,自知衰矣。退守先垄,伏处穷乡,而一亩砚田,尚须负来,痴人说梦,未免哓哓。嘻,余岂好游哉。余不得已也。故志砚游而曰《归砚录》。戊午长至日半痴又识于渟溪归砚草堂。"

跋

是书镌于杭,托徐君亚枝校雠。庚申春,刻甫竣,而杭垣失守。迨援兵来,贼遁去。杭人虑其复至,率迁避,承胡子荣甫挈版畀余,顾僻乡无攻木之工,迄未修校。辛酉秋,海昌日蹙,余携以栖于濮院,改字梦隐。迨冬季,杭垣复陷,海昌亦溃,余不能归。今夏更携以至沪。有元和金君籧斋者,读余书有年,亦窜难在此。适霍乱大行,市医罔措,籧斋遍搜坊间《霍乱论》,大声疾呼以告人曰:指南在是,毋走歧途!因而救全者不少。且尝于乙巳年,辑《转筋证治》一书于姑苏,书中多采刍荛,惜板已毁,余亦未之知也。籧斋嗣与仁和周鹤庭茂才同寓,始知余在沪。六月十九日,遂来订交。善气迎人,使我如坐春风中。序齿长余两岁,乃殷殷然必欲执贽门下，余何敢当！而谦光下济，益可见其虚心好学之不可及矣。既而余有瀛洲之游，爰以此版托其修校。比返申，业已蒇事。余方快遇心交于萍寄之时，将出诸稿以质正之，并欲重订《霍乱论》，以补前刻之未备。讵八月二十八日一夜，陡患霍乱，诘朝吴县华君丽云速余往视，已形脉两脱，音嗄汗淋，亟投参、苓，莫从挽救。呜呼！余不觉涕下之如雨也。回忆亚枝于申春闭城后，溘然而逝；荣甫于酉冬城陷后，未闻下落；赠言诸君如海槎、兰斋①、二郊，并归道山；敬民子身窜难来申，于六月十七日哭母身亡，年甫三十一，尤可伤也；彭、章两闺秀，亦已化去。是书之成，皆不及见。而余曩刻医书十种，版尚在杭，谅化劫灰。梦境如斯，能无感慨？且知己零落殆尽，更何从而析疑问难

---

① 兰斋：前"题归砚录"赵梦龄号菊斋，此处疑误。

哉！因泚笔以识余痛。

同治元年八月①
梦隐又书于上海之随息居

---

① 月：此后归砚草堂本有"之晦"2字。

声 明

由于年代久远,在本书的重印过程中,部分点校及审读者未能及时联系到,在此深表歉意。敬请本书的相关点校及审读者在看到本声明后,及时与我社取得联系,我们将按照国家有关规定支付稿酬。

天津科学技术出版社有限公司